Die Pu-Erh-Schlankheitskur

Das Buch

Entdecken Sie eine äußerst wirksame Kur für Ihr Wohlbefinden – und verlieren Sie überflüssige Pfunde! Martina Seifen hat eine Schlankheitskur zusammengestellt, die Ihnen einen Hauch asiatischer Heilkunst vermittelt. Basis der Kur ist der Pu-Erh-Tee, der als wahrer Fettkiller inzwischen auch in Europa sehr geschätzt wird. Das Buch bietet Ihnen wertvolle Tips zur gesunden Ernährung und viele leckere Rezepte rund um diesen Tee. Außerdem hat die Autorin einfache und erstaunlich wirkungsvolle Tai-Chi- und Qi-Gong-Übungen zusammengestellt. Wenn Sie Ihre Kur damit unterstützen, werden Sie sich bald rundum wohl fühlen!

Die Autorin

Martina Seifen, geboren 1959, ist Medizinjournalistin. Sie publiziert bereits seit vielen Jahren in Fach- und Publikumszeitschriften zu ihrem Spezialgebiet Naturheilkunde. In unserem Hause sind von Martina Seifen bereits erschienen:

Schwedenkräuter. Der Naturcocktail für Magen, Darm und allgemeines Wohlbefinden
Pu-Erh. Der chinesische Schlankheitstee
Pu-Erh. Schlank und fit mit dem roten Tee aus China

Martina Seifen

Die Pu-Erh-Schlankheitskur

In 4 Wochen um 5 Kilo leichter

Econ Taschenbuch Verlag

Econ Taschenbuch Verlag 2000
Der Econ Taschenbuch Verlag ist ein Unternehmen
der Verlagshaus Goethestraße GmbH & Co. KG, München
Originalausgabe

Lektorat: Diana Schaumlöffel, München
Umschlagkonzept: Büro Meyer & Schmidt, München – Jorge Schmidt
Titelkonzept und Umschlaggestaltung: Petra Soeltzer, Düsseldorf
Titelabbildung: Stockfood / La Phototheque Culin

Gesetzt aus der Corporate
Satz: Dörlemann Satz, Lemförde
Druck und Bindearbeiten: Ebner Ulm
Printed in Germany
ISBN 3-612-20661-3

Inhalt

Vorwort

Noch eine Schlankheitskur, werden Sie vielleicht fragen? Keine Angst, in diesem Buch geht es nicht ums Kalorienzählen.
Denn die Pu-Erh-Schlankheitskur ist keine Diät, sondern eine neue Lebensform. Wenn Sie mein erstes Buch zu diesem Thema (»Pu-Erh – Der chinesische Schlankheitstee«, Econ & List Taschenbuch Verlag, München 1999) kennen, wissen Sie bereits, was ich meine. Pu-Erh, der rote Tee aus China, ist nicht bloß ein Genußmittel, das den Durst löscht, sondern er hat darüber hinaus große arzneiliche Wirkung auf den Körper. In einzigartiger Weise ist dieser Tee in der Lage, Stoffwechsel und Verdauungssystem positiv zu beeinflussen. Darüber hinaus senkt er den Cholesterinspiegel, entgiftet Leber und Milz und stärkt unsere Abwehrkräfte. Pu-Erh-Tee kann Ihr Leben verändern und Sie nicht nur schlanker, sondern auch fröhlicher, gesünder und vitaler machen. Das Wissen um seine Heilwirkungen verdanken wir der jahrtausendealten chinesischen Gesundheitslehre. Werfen Sie mit diesem Buch einen Blick hinter die Kulissen, und schauen Sie von den weisen Chinesen ab, was diese schon seit Tausenden von Jahren über Schlanksein, Schönheit und Gesundheit lehren.

Einführung

Eigentlich weiß jeder selbst, was seinem Körper guttut und welche Nahrungsmittel er braucht. Es ist sozusagen ein angeborener Instinkt, den der Mensch seit Millionen von Jahren in sich trägt.
Aber durch die permanente Reizüberflutung der Medien, die uns tagtäglich mitteilen, wie schlank wir zu sein haben und welche Diät die richtige für uns ist, haben wir verlernt, auf unseren Instinkt zu hören.
Ob die 25. Spargeldiät oder die 33. Eierdiät – vergessen Sie alles, was Sie bisher über Crashdiäten und Diätpläne gehört haben. Vergessen Sie auch alle Angaben über Körpergröße und Gewicht. Denn jeder Mensch ist anders und braucht etwas anderes. So kann es zum Beispiel sein, daß einer Frau mit einer Körpergröße von 1,68 Metern 60 Kilogramm sehr gut stehen, eine andere dagegen sieht bei gleicher Größe und gleichem Gewicht völlig unterernährt und verhungert aus. Sie braucht bei derselben Größe ein Gewicht von 68 Kilogramm, um gut auszusehen und sich gut zu fühlen. Mit anderen Worten, halten Sie sich nicht sklavisch an Gewichtstabellen und Formeln. Diese Zahlen passen einfach nicht auf jeden Körper und können deshalb allenfalls einen groben Anhaltspunkt bieten.
Ein weiterer Faktor spielt beim Abnehmen eine ganz wichtige Rolle: Jeder Mensch weiß instinktiv, welche Nahrungsmittel er braucht und welche er nicht verträgt. Wenn nun jemand keine Eier mag, so ist es einfach Unsinn, eine Eier-Diät zu ma-

chen, weil man damit angeblich drei Kilo abnehmen soll. Die eigentliche Absicht einer Diät, nämlich gesünder zu werden und auszusehen, wird damit ad absurdum geführt. Dann ist es schon besser, man macht eine FDH-Kur, bei der man wenigstens keine bestimmten Nahrungsmittel entbehren muß. Aber auch das ist nicht nötig. Denn bei der Pu-Erh-Schlankheitskur kommt es weder darauf an, sich einseitig zu ernähren noch zu hungern, noch Kalorien zu zählen.

Der rote Tee aus China besitzt vor allem zwei herausragende Eigenschaften, die ihn als begleitendes Getränk für eine Diät prädestinieren: Er unterstützt den Fettstoffwechsel der Leber, und er hält den Blutzuckerspiegel konstant. Die bei einer Diät sonst üblichen Heißhunger-Anfälle gibt es bei der Pu-Erh-Schlankheitskur nicht.

Bei den von mir vorgeschlagenen Rezepten in dem Kapitel »Die Vier-Wochen-Schlankheitskur mit Pu-Erh-Tee« geht es außerdem darum, sich gemäß der chinesischen Ernährungslehre möglichst ausgewogen zu ernähren. Der Mensch soll eben nichts entbehren, sondern entsprechend der griechischen Bedeutung des Wortes Diät, den Grundsatz der »gesunden und vernünftigen Lebensweise« leben. Und das kann jeder schaffen. Voraussetzung ist, daß der durch zuviel Fette, Zucker und Alkohol entgleiste Stoffwechsel wieder ins Gleichgewicht gebracht wird. Und dabei gibt es keine bessere Unterstützung als das Trinken von Pu-Erh-Tee.

Darüber hinaus können Sie sich die Zeit einer Diät zusätzlich erleichtern, indem Sie etwas für Ihr seelisches Wohlbefinden tun. Gut geeignet sind die Übungen, die ich in dem Kapitel »Chinesische Heilgymnastik zur Unterstützung der Diät« beschrieben habe. Dabei handelt es sich nicht um Kraft- oder Fitneßübungen im westlichen Sinne, sondern um Übungen, die durch ihre Wirkung auf das Energieleitbahnsystem Körper und Seele in ein harmonisches Gleichgewicht bringen und teilweise den Fettstoffwechsel anregen. Probieren Sie es aus!

Diät im Licht der Psychologie

Wieviel darf man wiegen?

Was »gut aussieht«, ist Geschmackssache und bekanntlich vom Zeitgeist abhängig. Marylin Monroe, die Traumfrau der 50er und 60er Jahre, wog bei einer Größe von 1,66 Meter 116 Pfund, also fast 60 Kilogramm, und würde heute als »Pummelchen« gelten. Aus medizinischer Sicht ungesund ist aber in der Regel erst ein Übergewicht, das die meisten von uns gar nicht auf die Waage bringen.

Als »Normalgewicht« gilt in der Ernährungswissenschaft und Medizin ein Body Mass Index (BMI) zwischen 18 und 25. Das heißt, eine Frau von 1,65 Meter Größe kann hiernach zwischen 49 und 68 Kilogramm wiegen. Ist sie leichter, liegt eine Unterernährung vor, ab einem BMI unter 16 (43,5 Kilogramm) höchstwahrscheinlich Magersucht, die lebensbedrohlich sein kann. Bei einem BMI zwischen 25 und 30, also einem Gewicht zwischen 68 und 81 Kilogramm, spricht man dagegen von mäßigem Übergewicht. Und erst ab einem BMI von über 30 benutzen Mediziner das unschöne Wort Adipositas (Fettsucht). Jetzt erst sollte die betreffende Person wirklich abnehmen, denn ab diesem Bereich kann das Übergewicht zu Gesundheitsschäden, besonders des Bewegungsapparates und Herz-Kreislauf-Systems, führen.

Wir haben es also im Bereich des Normalgewichts mit einer Bandbreite von fast 20 Kilogramm zu tun. Die Frau, die bei einer Größe von 1,65 Meter knapp 50 Kilogramm wiegt, ist sehr schlank, trägt Kleidergröße 36 und geniert sich nicht, im Bikini schwimmen zu gehen. Die Frau mit 68 Kilogramm trägt Kleidergröße 42, hat runde Körperformen und zieht es vor, beim Schwimmen einen Badeanzug zu tragen. Sonst gibt es keinen Unterschied! Beide können im Prinzip so bleiben, wie sie sind, und weiterhin essen, was sie wollen.

Wie schnell kann man abnehmen?

Um ein Kilogramm Fett abzubauen, müssen 6500 Kilokalorien eingespart werden. Wenn Sie zehn Kilogramm Gewicht verlieren wollen, müssen Sie also 65000 Kilokalorien einsparen. Verzichten Sie pro Tag auf 800 Kilokalorien, haben Sie das Ziel in 80 Tagen, also knapp drei Monaten, erreicht; bei einem Minus von 1000 Kilokalorien in sogar nur zwei Monaten. Sie können Ihr Ziel auch erreichen, indem Sie jeden Tag nicht mehr als 1700 Kilokalorien zu sich nehmen. Wenn Sie außerdem etwas Sport treiben und Pu-Erh-Tee trinken, kommen Sie sogar etwas schneller ans Ziel. Eine Diät im strengen Sinne ist dann gar nicht nötig, abgesehen davon, daß Sie Fett und Zucker meiden und sich halbwegs vollwertig ernähren. Allerdings dauert der Prozeß etwas länger, denn Sie sparen pro Tag nur 200 Kilokalorien ein und erreichen Ihr Ziel deshalb erst in 325 Tagen, also einem knappen Jahr. Den meisten Menschen dauert es allerdings zu lange, ein ganzes Jahr bis zum Wunschgewicht zu warten. Bereits zwei Monate erscheinen ihnen oft als zu lange, weshalb immer wieder Diäten wie »Zehn Kilo in vier Wochen« ausprobiert werden. Zehn Kilo in vier Wochen nimmt aber nur jemand ab, der extrem schwer ist. Sind Sie dagegen, medizinisch gesehen, nicht adipös, so verlieren Sie auch nicht rasant an Gewicht, wenn Sie eine Diät von 1000 bis 1200 Kilokalorien pro Tag machen. Aus diesem wie auch aus anderen Gründen könnte dann für Sie die 1700-Kalorien-Kur tatsächlich die bessere Lösung sein. Sie hätten auch den Vorteil, daß Sie ein für allemal bei diesem Weg bleiben. Das Problem, nach der Diät zur »Normalernährung« überzugehen, entfällt also. Psychologisch gesehen ist das nämlich gar nicht so einfach, weil sie zwei Hürden nehmen müssen: Erstens müssen Sie sich für einen längeren Zeitraum auf eine Mangelernährung von 1 000 bis 1 200 Kilokalorien umstellen. Wer behauptet, dies sei einfach und gehe ohne Hungergefühle, schwindelt. Wenn das so einfach wäre, gäbe es kaum Menschen, die zu dick sind oder meinen, es zu sein. Nach einer erfolgreichen Diät müssen Sie sich zweitens auf eine ausgewogene, also nicht zu fett- und zuckerreiche Ernährung umstellen. Wider besseres Wissen schaffen das viele Menschen nicht, mit der Folge, daß sie alles wieder zunehmen. Warum also nicht gleich durch einen ausgewogenen Speiseplan die Ernährungsweise erlernen, die wir zukünftig beibehalten wollen? Die Pu-Erh-Schlankheitskur könnte Ihnen auch hier einen neuen Weg weisen.

Den Jo-Jo-Effekt vermeiden

Von Jo-Jo-Effekt spricht man, wenn Menschen nach einer Diät leider nicht nur alles wieder zunehmen, sondern darüber hinaus sogar noch mehr wiegen als zuvor. Eine traurige Wahrheit, die auf viele zutrifft: Je mehr Diäten jemand macht, um so dicker wird er. Wie bei einem Jo-Jo schaukelt sich das Gewicht im Laufe der Zeit immer weiter nach oben.
Der Jo-Jo-Effekt beruht darauf, daß der Körper mit Nahrung unterversorgt wird, seine Funktion drosselt und den Grundumsatz herunterfährt. Als Grundumsatz bezeichnet man den Energieverbrauch, den der Körper benötigt, um Atmung, Herzschlag, Verdauung und die Aktivität von Nerven und Ge-

hirn in Gang zu halten. Da unser Körper aber nicht weiß, daß wir gerade eine Diät machen, reagiert er genau wie vor 100 000 Jahren auf das Signal »Es ist eine Hungersnot ausgebrochen!« Die Folge: Der Körper geht sparsam mit den Reserven um. Ist die Diät extrem kalorienarm und einseitig, drosselt der Organismus den Grundumsatz besonders stark und holt aus der wenigen Nahrung das Optimale heraus – man wird zum »guten Futterverwerter«. Wenn man dann nach der Diät wieder soviel ißt wie vorher, setzt natürlich alles besonders gut an. Deshalb ist es wichtig, extreme und einseitige Crashdiäten zu vermeiden. Sie sind nicht nur gesundheitsschädigend, sondern provozieren den Jo-Jo-Effekt in besonderem Maße. Bewegung hingegen kurbelt den Grundumsatz an, deshalb ist Sport so wichtig zum Abnehmen. Wer aber fast nichts ißt, ist meist nicht in der Lage, Sport zu treiben. Außerdem sollten Sie nach einer Diät den Speiseplan schrittweise erweitern. Als Faustregel gilt hier: 200 Kilokalorien pro Woche mehr.

Kann denn Essen Sünde sein?

Es gehört zur Natur des Menschen, daß er essen muß, um nicht zu verhungern. Anders als auf Nikotin oder Alkohol kann niemand dauerhaft auf Fett, Eiweiß und Kohlenhydrate verzichten, von den Vitalstoffen wie Vitaminen, Mineralstoffen und Spurenelementen ganz zu schweigen.

Da dies so ist, hat die Natur uns mit einer Art Alarmmechanismus ausgestattet, dem Hungergefühl. Dieses meldet sich, wenn im Körper der Spiegel an Energievorräten absinkt, und ermahnt uns, ihn wieder aufzufüllen. Um völlig sicherzugehen, daß niemand verhungert, weil er keine Lust hat, etwas zu essen, erleben wir von Natur aus die Nahrungsaufnahme als etwas Genußvolles: Allein die Vorstellung des Geschmacks und Geruchs unserer Lieblingsspeisen läßt uns das Wasser im Mund zusammenlaufen. Alle Feiertage, Jubiläen und Feste werden durch das Auftragen von besonderen Speisen gekrönt: Geburtstagstorte, Osterlammbraten, Weihnachtsgans ... Kein Staatsbesuch erfolgt ohne ein feierliches Bankett, dessen Menüabfolge zuweilen sogar in der Presse veröffentlicht wird. Von Kalorien spricht hier niemand. Und man stelle sich vor, der eingeladene Staatspräsident würde nichts essen, weil er gerade abnehmen muß!

Aber auch im Alltag bilden die Mahlzeiten willkommene Unterbrechungen im Tagesablauf und hin und wieder kleine »Highlights« von geselligem Beisammensein, im Biergarten etwa oder auch nur bei dem Genuß eines Eisbechers zu Beginn der Sommersaison.

Kurzum: Es gehört zur menschlichen Natur, daß wir essen und trinken, und dies auch noch gerne tun und genießen. Aus psychologischer Sicht sind Menschen, die sich diesen Genuß erlauben und sich ihm ohne Schuldgefühle hingeben können, gesünder als solche, die sich permanent »beherrschen« und mit der eingebauten Kalorientabelle im Kopf herumlaufen. Dabei ist es oft auch gar nicht so, daß die Genußmenschen die Dicken sind. Im Gegenteil: Übergewichtige und solche, die sich dafür halten, können das Essen oft gar nicht genießen, weil sie ja gar nichts essen »dürfen«. Tun sie es doch, leiden sie unter Schuld- und Versagensgefühlen.

Abnehmen beginnt im Kopf

Bereiten Sie sich »mental« auf Ihre Diätphase vor. Abnehmen beginnt im Kopf, und Sie können sich selbst sehr helfen, wenn Sie sich vorher innerlich für den Kampf gegen die Pfunde rüsten. Motivieren Sie sich mit einigen – im Grunde kinderleichten – Selbstgesprächen! Die Verhaltenstherapie

spricht hier vom »kognitiven Umstrukturieren«, auch das Neurolinguistische Programmieren (NLP) bedient sich dieser Methode.
Erfolg wird wahrscheinlicher, wenn Sie selbst daran glauben. Bestärken Sie sich in dieser Überzeugung, indem Sie sich zum Beispiel sagen:

- *Ich werde mein Zielgewicht von 55 Kilogramm erreichen.*
- *Mir wird es während der Diät gutgehen.*
- *Ich werde mich fitter und leistungsfähiger fühlen.*
- *Mein Körper bekommt alles, was er braucht.*
- *Ich freue mich schon auf die neuen, leckeren Rezepte.*
- *Es ist super, viel frisches Obst und Salat zu essen.*

Nehmen Sie sich mehrmals am Tag ein paar Minuten Zeit. Setzen Sie sich entspannt hin, schließen Sie die Augen, und sprechen Sie in dieser Weise zu sich selbst. Sie müssen allerdings zwei Regeln beachten:
1. Verboten sind negative Bemerkungen, in denen vorkommt, was Sie nicht dürfen oder unterlassen müssen, wie zum Beispiel: »Ich werde keine Schokolade mehr essen.« Ebenso verboten sind Sätze, in denen Sie sich selbst entwerten: »So fett will ich nicht mehr herumlaufen.«
2. Eher störend sind auch Sätze, die sich auf andere beziehen, wie »Meine Kollegin wird mich beneiden, wenn ich schlank bin« oder »Mein Freund wird sich freuen«. Was die anderen denken, ist unwichtig und erzeugt oft unnötigen Leistungsdruck. Sie alleine haben es in der Hand.

Typische Diätfallen

Wenn wir abnehmen wollen, ist es wichtig, uns unsere Einstellung zum Essen bewußt zu machen und zu verändern. Die

Bedeutung, die das Essen für uns hat, kann uns während der Diät, besonders in der Anfangsphase, in »Versuchung« führen oder typische Diätfehler auslösen. Überprüfen Sie daher vor Beginn einer Diät, zu welchem Typ Sie gehören:

Typ I

hat eine sehr negative Haltung zum Essen, die man fast als Angst bezeichnen kann. Da gibt es »gute« und »böse« Nahrungsmittel, wobei die »bösen« meist die sind, die uns am besten schmecken. Typ I weiß: Die Welt wimmelt von kulinarischen Versuchungen, denen man widerstehen muß. Unterliegt Typ I der Versuchung, genießt er das Essen nicht, sondern stopft es hastig in sich hinein und leidet hinterher unter Schuldgefühlen. Typ I neigt zu Radikalkuren und hält es durchaus aus, einige Tage fast nichts zu essen. Dann aber bricht der Heißhunger durch und führt zu einem »Freßanfall«.

Wenn Sie zu Typ I gehören: Reduzieren Sie nicht das Nahrungsangebot der vorne beschriebenen Speisepläne. Lassen Sie keine Mahlzeit aus. Decken Sie sich zum Essen schön den Tisch; essen Sie langsam und in Ruhe. Probieren Sie auch Rezepte aus, die Sie nicht kennen, und erleben Sie so neue Geschmackserfahrungen.

Wenn Sie bei sich Eigenschaften von Typ I entdecken, dann fragen Sie sich doch einmal, woher es kommen kann, daß Sie so streng und lustverbietend zu sich sind? Hat Ihnen das während der Kindheit Ihre Familie vorgelebt, und Sie ahmen es jetzt als Erwachsener (unbewußt) nach? Wurde Essen als Belohnung oder Essensentzug als Strafe eingesetzt? Fällt es Ihnen auch sonst schwer, spontan und ausgelassen zu sein? Fühlen Sie sich unwohl, wenn Sie nicht alles unter Kontrolle haben?

Versuchen Sie, insgesamt etwas lockerer zu werden. Dabei helfen vor allem musische, zweckfreie Aktivitäten wie Malen,

Musizieren oder Ausdruckstanz, aber auch Entspannungsübungen wie Meditation oder Autogenes Training. Ihre neue Einstellung zum Essen sollte lauten: *Essen ist keine Sünde, alle tun es. Es ist völlig in Ordnung, Essen zu genießen.*

Typ II

begreift Essen dagegen als eine wichtige Quelle des Genusses. Für ihn ist zum Beispiel ein Stadtbummel ohne Cafébesuch mit Kuchen nur eine halbe Sache. Einer der wichtigsten Aspekte von Sonn- und Feiertagen ist die Frage, was man kochen will. Das Familienleben dreht sich um die gemeinsamen Mahlzeiten, bei denen reichlich zugegriffen wird. Diät ist für den Typ-II-Menschen im Grunde eine schreckliche Vorstellung: der Inbegriff des Verzichts, Leidens und Darbens. Das muß jetzt anders werden, sagt sich Typ II und faßt heroische Beschlüsse: Nie wieder schlemmen, nie wieder Kuchen oder Schokolade!

Eine typische Diätfalle besteht im »negativen Denken« und Selbstmitleid, das sich nach kurzer Zeit einstellt. Ohne die geliebten Genüsse erscheint alles öd und grau. Der erste Rückfall zeigt dann, daß es doch nicht geht, und bis Sie sich wieder zu einer Diät aufraffen können, vergehen Wochen und Monate.

Gehören Sie eher zu Typ II, ist es wichtig, daß Sie sich von der Fixierung auf das Essen etwas lösen. Dabei hilft die »Ein-Genuß-Strategie«. Wenn Sie zum Beispiel ins Kino gehen, besteht der Genuß in dem Film. Der Film wird nicht besser, wenn Sie dazu Eis oder Popcorn naschen. Wenn Sie mit Ihrem Partner lange beim Abendessen sitzen, reden und diskutieren, dann vereinbaren Sie, daß Sie im wesentlichen schweigend essen, dann vom Tisch aufstehen und sich zum Unterhalten woanders hinsetzen.

Auf diese Weise koppeln Sie das Essen von anderen Genuß-

quellen und stellen dann fest, daß gar nicht immer das Essen hauptverantwortlich ist für den Lustgewinn, sondern die Aktivitäten, die Sie während des Essens durchführen.
Ihre neue Einstellung zum Essen sollte lauten: *Es ist in Ordnung, daß ich gerne esse, aber es gibt vieles mehr, was ebensoviel Spaß macht.*

Typ III

tröstet sich mit Essen über alle möglichen Widrigkeiten des Lebens hinweg. Diese können Liebeskummer sein (»Kummerspeck«), Streit mit dem Partner, Frust in der Arbeit. Aber auch weniger dramatische Situationen wie Langeweile, Alleinsein und Alltagstrott werden durch Essen überbrückt.
Typ III ist von Rückfällen bedroht, wenn eine der Situationen eintritt, in denen er normalerweise zum Essen greift. Machen Sie sich eine Liste über solche Auslöser, und überlegen Sie, was Sie statt dessen Angenehmes tun könnten, um mit der Situation fertig zu werden. Legen Sie den Beginn der Diät in eine Phase, in der Sie vom Essen eher abgelenkt sind. Wenn Sie zum Beispiel besonders am Wochenende viel essen, weil Sie sich alleine fühlen und sich langweilen, dann sollten Sie mit der Schlankheitskur besser an einem Montag beginnen. Stellen Sie fest, daß einige Probleme chronisch sind, etwa Unzufriedenheit am Arbeitsplatz oder ein fehlender Freundeskreis, dann ist es natürlich das Beste, wenn Sie dieses grundlegende Problem in Angriff nehmen.
Grundsätzlich gilt für alle drei Typen: Realistische Ziele sind besser zu erreichen als unrealistische. Auf dem Weg zu Ihrem Zielgewicht hilft es, die Strecke in Etappen zu unterteilen. Nehmen Sie sich immer nur die nächsten zwei Kilogramm vor. Das heißt, sagen Sie nicht: »Zehn Kilo müssen runter«, sondern: »Ich werde zwei Kilo abnehmen, dann sehe ich weiter.« Auf diese Weise kommen Sie schneller zu einem Erfolgs-

erlebnis. Vermeiden Sie auch demotivierende Aussagen wie: »Am Anfang verliert man sowieso nur Wasser, Fett wird erst später abgebaut.« Damit reden Sie sich nämlich ein, daß der Erfolg der ersten abgenommenen Kilos eigentlich gar keiner ist. Und das ist falsch, denn auch Wasser trägt auf. Wenn Sie in einer Woche 7000 Kilokalorien einsparen, verlieren Sie 1000 Gramm Fett und zusätzlich 1000 bis 2000 Milliliter Wasser. Sie sehen deshalb gerade am Anfang schnell viel schlanker aus, und das ist doch wunderbar!
Verbannen Sie auch folgende Unkerei aus Ihrem Kopf: »Man nimmt ohnehin an den falschen Stellen ab. Der schon eher zierliche Busen wird noch kleiner, das Gesicht hager, aber die Oberschenkel bleiben fett.« Quatsch! Wenn der Körper seine Fettdepots an Ihren Oberschenkeln angelegt hat, werden diese zwangsläufig dünner, wenn Sie abnehmen.

Hunger tut weh, kann aber ausgehalten werden

Das Hauptproblem bei einer Reduktionskost, die um einige 100 Kilokalorien unter dem eigentlichen Bedarf des Körpers liegt, ist sicher der Hunger. Dem können Sie zwar die Spitze nehmen, indem Sie mit einer vernünftigen Diät, wie sie in diesem Buch vorgestellt wird, starkem Unterzucker und den dadurch bedingten extremen Heißhungerattacken vorbeugen. Trotzdem, das Wort »Diät« bedeutet definitiv Hunger. Denn, wie schon erwähnt, ist Hunger ein grundlegender biologischer Überlebensmechanismus, der verhindert, daß wir das Essen vergessen und sterben. In dieser Hinsicht ist er mit dem Schmerz vergleichbar, der uns davor schützt, uns zu verletzen, und uns dazu bringt, zum Arzt zu gehen. Es gibt aber auch Formen des Schmerzes, die medizinisch gar nicht behandelbar sind, wie bei Rheuma oder Migräne. Aus der psychologischen Schmerztherapie, die ziemlich erfolgreich ist, können wir einiges für den Umgang mit dem Hungergefühl übertragen. Schmerzpatienten lernen in der Therapie, mit dem Schmerz zu leben. Sie üben, sich von dem Schmerz abzulenken und vor allem, ihn anders, und zwar freundlicher und positiver, zu bewerten. Auf den Umgang mit Hunger übertragen, bedeutet das:

- Es ist bei einer Diät sinnvoll und wichtig, mit dem Hunger zu rechnen. Das Symptom des Hungers weist uns darauf hin, daß wir weniger Energie aufnehmen, als der Körper braucht, um seinen Ist-Zustand aufrechtzuerhalten. Hunger ist damit der sicherste Beweis dafür, daß wir abnehmen, und insofern zu begrüßen!
- Nehmen Sie das Hungergefühl freundlich an. Sprechen Sie zu Ihrem Körper: »Lieber Körper, ich verstehe, daß du jetzt rebellierst und mich mit Macht daran erinnern willst, mehr zu essen. Keine Sorge: Wir werden bestimmt nicht verhungern, das schwöre ich dir.«
- Hunger kommt in Wellen. Diese Wellen sind eigentlich relativ kurz und ebben nach 30 bis 60 Minuten wieder ab. Das hat auch biologische, überlebenstechnische Gründe. Der Urmensch, genau wie das wild lebende Tier, sollte durch den Hunger zur Nahrungs- und Beutesuche angehalten werden. Deshalb darf der Hunger aber nicht so übermächtig werden, daß das Lebewesen völlig unkontrolliert blindlings loshetzt und sich in Gefahr bringt. So »meldet« sich der Hunger hin und wieder zwar sehr mächtig, läßt dann aber auch wieder, spätestens nach einer Stunde, nach. Wenn man sich das bewußt macht, tut man sich bereits leichter. Es geht nämlich nicht darum, zwei Monate ein quälendes Hungergefühl zu ertragen, sondern darum, es zwei Stunden pro Tag auszuhalten.
- Die stärksten Hungerprobleme treten in den ersten Diättagen auf. Bereits nach vier bis fünf Tagen gibt der Hunger in

der Regel klein bei, wenn Sie eine vollwertige, ausgewogene Diät machen. Das hängt damit zusammen, daß der menschliche Körper, der sich seit mindestens 150 000 Jahren nicht verändert hat, durchaus auf Mangelzeiten eingestellt ist. Damals und auch noch vor wenigen 1 000 Jahren gab es im Winter immer wenig zu essen. Der Mensch fraß sich, wie heute noch alle wild lebenden Tiere, im Sommer eine Speckschicht an, von der er im Winter zehren konnte. Sicher haben unsere Vorfahren deswegen nicht den gesamten Winter über gejammert. Vielmehr stellte sich, und das ist auch heute noch so, der Stoffwechsel ziemlich schnell auf Sparflamme um, und der Hunger legte sich.

Seien Sie gut zu sich selbst!

Im Volksmund heißt es: »Lob spornt an, Tadel hemmt.« Diese schlichte, aber sehr wahre Aussage bildet eine der wichtigsten Grundlagen der modernen Psychologie. Dabei ist es nicht nur wichtig, ob andere uns loben oder tadeln, etwas erlauben oder verbieten, sondern auch, welche Haltung wir selbst zu uns haben. Positive oder negative Kommentare, die wir uns gegenüber aussprechen, spielen dabei eine nicht zu unterschätzende Rolle. Sätze wie: »Meine Figur ist unmöglich!« oder: »Meine Oberschenkel sind unförmig« können das Vorhaben, eine Diät zu beginnen, lähmen. Aber auch Aussagen wie: »Wenn ich erst einmal abgenommen habe, sehe ich gut aus« oder: »Ich kaufe mir erst etwas zum Anziehen, wenn ich schlank bin« sind denkbar ungünstig. Denn es bedeutet, daß Sie der Meinung sind, jetzt nicht gut auszusehen. Außerdem bestrafen Sie sich selbst, indem Sie sich nichts Neues zum Anziehen gönnen.
Gut, nun könnte ein Einwand lauten: Aber es ist doch unvernünftig, sich vor einer Diät neu einzukleiden – die Sachen

passen hinterher nicht mehr. Das wäre doch rausgeschmissenes Geld! Falsch! Denn das vernünftige Argument führt bei nicht wenigen dazu, daß sie sich gar nichts mehr kaufen und jahrelang in immer den gleichen T-Shirts Größe XXL herumlaufen.

Da Sie mit der Diät eine Zeit der Entbehrung auf sich nehmen, ist es wichtig, daß Sie psychisch gut drauf sind. Wenn Sie depressiv, gelangweilt und unzufrieden mit sich sind, bringen Sie viel schwerer die Kraft und den Optimismus auf, eine Diät länger durchzuhalten - besonders, wenn Sie zu dem Typ gehören, der sich mit Essen tröstet oder damit Langeweile überbrückt. Tun Sie daher alles Erdenkliche für Ihr Wohlbefinden. Ihr psychologischer Haushalt gerät nämlich ins Ungleichgewicht, wenn Sie sich etwas Gutes wegnehmen (das Essen) und sich dafür keinen Ersatz gönnen.

Machen Sie sich schön!

Kaufen Sie sich vor einer Diät ein paar Kleidungsstücke, die Ihnen gut stehen, die nicht kneifen und in denen Sie sich rundum wohl fühlen. Probieren Sie ein neues Make-up aus, und gehen Sie zum Friseur. Holen Sie einfach das Beste aus Ihrem Erscheinungsbild heraus, und Sie werden sich gleich wohler in Ihrem Körper fühlen.

Unternehmen Sie etwas!

Weil Übergewichtige meist nicht mit ihrem Äußeren zufrieden sind, neigen sie dazu, sich von vielen Aktivitäten, manchmal sogar von der ganzen Umwelt, zurückzuziehen. Das führt zu Langeweile oder sogar Vereinsamung. Planen Sie für jeden Tag eine Unternehmung ein, die Ihnen Spaß macht und die außerhalb Ihrer eigenen vier Wände stattfindet. Am besten schreiben Sie eine Liste mit solchen Aktivitäten, wie zum Beispiel »Ausstellung oder Kino besuchen«, »schwimmen gehen« oder »Schaufensterbummel«. Je mehr Sie aufschreiben, um so besser.

Akzeptieren Sie sich als Persönlichkeit!

Nehmen Sie bitte ein weiteres Blatt Papier zur Hand, und schreiben Sie alle positiven Eigenschaften auf, die Sie haben. Es sollten mindestens zehn sein. Wenn Sie jetzt einwenden, soviel bekämen Sie nicht zusammen, dann leiden Sie an einer Wahrnehmungsstörung. Es ist wissenschaftlich erwiesen, daß jeder Mensch mindestens zehn positive Eigenschaften hat. Nur: Wir entwerten uns oft selber, indem wir finden, diese Eigenschaften seien nicht besonders wichtig. Aussagen wie die folgende kann man deshalb häufig hören: »Ich bin zwar zuverlässig und kann außerdem sehr gut malen – aber zuverlässig sind viele Leute, und aus der Malerie habe ich mir nie etwas gemacht.«

Psychologen haben, um die Persönlichkeit zu erforschen, in Lexika nach Eigenschaftswörtern gefahndet, die Persönlichkeitsbezüge beschreiben. Sie kamen auf mehrere 100 Begriffe wie *pünktlich, geizig, zuverlässig, gütig, ehrlich, bescheiden, großspurig, intelligent* ... Diese verdichteten die Wissenschaftler auf zirka 100 Kerneigenschaften. Begriffe wie *schön, schlank* oder *dick* sind in dieser Sammlung gar nicht vorhanden, weil sie nämlich keine wesentlichen, wichtigen Merkmale der menschlichen Persönlichkeit darstellen. Und selbst wenn das der Fall wäre, so wäre der Begriff *dick* oder *dünn* allenfalls nur einer von 100 anderen. Bei Menschen, die finden, daß sie zu dick sind, bläht sich diese eine Eigenschaft jedoch oft zu einem alles überschattenden Makel auf. Alle anderen Stärken und Fähigkeiten, die man hat, treten dahinter zurück. Wäre man doch nur schlank und schön, dann könnte man glücklich und zufrieden sein.

Akzeptieren Sie Ihren Körper!

Manchmal liest man den Tip, man solle an die Kühlschranktür ein Foto von sich anbringen, auf dem man, am besten in Unterwäsche, so richtig fett und schwabbelig aussehe. Dieser schreckliche Anblick gemahne einen dann daran, wie wichtig und nötig die Diät sei. Das ist Unsinn! Richtig ist das Gegenteil: Suchen Sie Fotos von sich heraus, auf denen Sie so richtig gut aussehen, und hängen Sie diese in Ihrer Wohnung auf. Solche Fotos haben Sie nicht? Dann gehen Sie zu einem guten Fotografen, und lassen Sie sie anfertigen. Sie sehen mit Sicherheit besser aus, als Sie denken.
Gewichtsprobleme und ein negatives Körpergefühl gehören oft zusammen. Der Körper wird abgelehnt, als Last erlebt, ja, manchmal geradezu gehaßt. Gute Eigenschaften können Sie nicht an ihm entdecken. Das scheint zunächst auch logisch, denn, wenn sie sich zu dick finden, dann betrifft das meist den ganzen Körper.
Nehmen Sie deshalb jetzt wieder ein Blatt Papier, und schreiben Sie alle positiven Eigenschaften Ihres Körpers auf, die Ihnen einfallen. Mögliche Formulierungen wären hier zum Beispiel:

- *Meine Haut ist glatt und fühlt sich seidig an.*
- *Ich habe wohlgeformte Hände und Füße.*
- *Mein Haar ist füllig und hat schöne Wellen.*
- *Ich habe einen süßen Bauchnabel.*
- *Mein Po ist so richtig knackig.*

Versuchen Sie, für jeden Körperteil eine positive Aussage zu treffen: für Augen, Ohren, Nase, Mund, Arme, Beine, Rükken – und auch den Bauch. »Den Bauch?« rief eine Patientin entsetzt! Sie schrieb dann nach längerem Grübeln: »Mein Bauch ist kuschelig weich.«

Ein angenehmes Körpergefühl können Sie außerdem gewinnen, wenn Sie sich mit pflegenden Körperölen massieren, Bäder mit ätherischen Ölen genießen oder in die Sauna gehen.

Versuchen Sie nicht, Plätze und Anlässe zu meiden, an denen gegessen wird!

Den Rat, während einer Diät Plätze und Anlässe zu meiden, an denen gegessen wird, liest man auch öfters. Er erscheint auch plausibel. Dahinter steht der Gedanke, daß man sich nicht in Versuchung führen sollte. Nur: Wenn Sie diesen Rat beherzigen würden, könnten Sie Ihre Wohnung fast gar nicht mehr verlassen. Denn fast überall, wo sich Menschen aufhalten, gibt es etwas zu essen. Erst, wenn man eine Diät macht, wird es einem zudem bewußt, wie viele Einladungen und Verabredungen mit der Zufuhr von Kalorien verbunden sind: das Treffen im Biergarten, der Nachmittagskaffee bei einer Freundin, Grillfeste, Sommerfeste, Weihnachtsfeiern, Geburtstagspartys, Jubiläen, Arbeitsessen. Sie müßten alle diese Einladungen und Treffen ausschlagen, was für Ihr Wohlbefinden sehr schädlich wäre. Besser ist, wenn Sie diese externen Essensangebote in Ihren Diätplan integrieren. Wenn Sie abends zu einem größeren Essen eingeladen sind, gehen Sie hin und essen Sie. Vielleicht schaffen Sie es, den Tag über nichts zu essen, dann können Sie Ihre 1000 bis 1200 Kilokalorien am Abend genießen. Aber auch, wenn Sie mal einen Tag nicht fasten, nehmen Sie nicht gleich alles wieder zu. Sie kommen auch nicht sofort aus der Diät heraus, wie viele befürchten. Manche Ernährungswissenschaftler raten sogar dazu, alle vier bis fünf Diättage einen Tag lang normale Mengen zu essen, damit der Körper seinen Grundumsatz nicht immer weiter herunterfährt.

Das einzige, was verboten ist: Gehen Sie an den nächsten drei

Tagen nach dem Gelage auf keinen Fall auf die Waage! Es kann nämlich sein, daß der Zeiger plötzlich zwei Kilogramm mehr anzeigt. Das ist aber kein Fett, das Sie plötzlich wieder auf den Rippen haben. Denn dazu hätten Sie 13000 Kilokalorien, also etwa 13 große Pizzen essen müssen! Vielmehr handelt es sich bei dem Gewichtsanstieg um das Gewicht der Speisen, die noch in Ihrem Verdauungsapparat sind sowie vor allem um Wasser. Wenn Sie mehr essen, nehmen Sie auch mehr Salz auf, welches das Wasser bindet. Es dauert zwei bis drei Tage, ehe es vom Körper wieder komplett ausgeschieden ist.

Soll ich mich mit Gleichgesinnten zusammenschließen?

Geteiltes Leid ist halbes Leid. Viele Menschen profitieren beim Abnehmen davon, sich einer Selbsthilfegruppe anzuschließen oder sich mit Freundinnen, die auch finden, sie seien zu dick, zusammenzutun. Dies ist aber nicht jedermanns Sache. Ob das für Sie persönlich hilfreich ist, müssen Sie selbst ausprobieren bzw. entscheiden. Es gibt Gruppen, in denen die Teilnehmer wöchentlich gewogen und für ihr Gewicht gelobt oder getadelt werden. Wenn Ihnen eine solche Kontrolle eher Streß und Unbehagen bereitet, sollten Sie es lassen. Auch wenn Sie anfällig für eine negative Rivalität sind, sollten Sie eine Diät-Gruppe eher meiden. Dies ist dann der Fall, wenn Sie in Konkurrenzsituationen schnell aufgeben und Probleme damit haben, nicht neidvoll auf die Erfolge anderer zu schauen.
Andererseits kann es sehr unterstützend wirken, wenn Sie bei Diät-Krisen einen Freund haben, den Sie anrufen können und der Ihnen wieder Mut macht. Manchmal tut es nämlich gut, wenn man jemanden hat, der zu einem sagt: »Also weißt du, wenn du jetzt solch einen schrecklichen Hunger hast und meinst, du hältst das alles nicht mehr aus, dann geh doch in

dein Lieblingsrestaurant, und iß mit Muße und Genuß etwas ganz Leckeres, bis du satt bist. Dann nimmst du eben heute nichts ab. Morgen geht es dann weiter. Es ist doch egal, ob es 90 oder 91 Tage dauert, bis du dein Wunschgewicht erreicht hast.«

Die chinesische Ernährungslehre

Das Temperaturverhalten von Nahrungsmitteln

Die Traditionelle Chinesische Medizin unterteilt die Nahrungsmittel nach ihrem Geschmack und ihrem energetischen Temperaturverhalten und danach, welchen Anteil an Yin- oder Yang-Energie ein Nahrungsmittel hat. So gibt es Lebensmittel, die den Organismus stark abkühlen (starkes Yin), und solche, die ihn erfrischen (Yin). Manche wirken neutral, andere leicht erwärmend (Yang) oder sehr erhitzend (starkes Yang).
Dementsprechend unterteilt die Traditionelle Chinesische Medizin alle Nahrungsmittel in die Kategorien »kalt«, »kühl«, »neutral«, »warm« und »heiß«. Die folgende Liste gibt einen kurzen Überblick über die Zuordnung der Nahrungsmittel zu ihrer energetischen Temperatur.

Kalte Nahrungsmittel

Dazu gehören: Tomaten, Gurken, Mungobohnen, Bananen, Mangos, Wassermelone, Ananas, Joghurt, Austern, Kaviar, Grüner und Schwarzer Tee, Mineralwasser.

Kühle und erfrischende Nahrungsmittel

Dazu gehören die meisten bei uns heimischen Obst- und Gemüsesorten wie Apfel, Birne, Brokkoli, Blumenkohl, Spinat.

Aber auch Weizen, Reis, Ente, Pute, Truthahn, Tintenfisch, Tofu, Sojamilch, viele Fruchtsäfte, Weizenbier und Weißwein.

Neutrale Nahrungsmittel

Dazu gehören alle Kohlsorten, Erbsen, Karotten, Kartoffeln, Rind- und Kalbfleisch, Butter, Eier, Käse, Malzbier, Traubensaft, Kuhmilch, Pu-Erh-Tee.

Warme Nahrungsmittel

Dazu gehören Fenchel, Kürbis, Lauch, Zwiebel, Hirsch, Reh und Wildschwein, viele Fischsorten sowie geräucherter Fisch, Aprikosen, Pfirsich und Reiswein.

Heiße Nahrungsmittel

Dazu gehören Fenchelsamen, Zimt, scharfe Gewürze wie Cayennepfeffer, Chili, Lamm, Hammel, alle gegrillten Fleischsorten, alle alkoholischen Getränke, Fencheltee.

Heiße Nahrungsmittel schützen vor Kälte

Heiße Nahrungsmittel, wie Lammfleisch, Pfeffer, Chili, Fencheltee oder Glühwein, haben eine erhitzende und damit yang-steigernde Wirkung auf den Körper. Ihre Hauptaufgabe besteht darin, einen Yang-Mangel, also einen Kältezustand, zu verhindern. Heiße Nahrungsmittel sollten daher besonders im Winter gegessen werden. Aber auch Menschen, die schnell frieren und müde werden, sollten bevorzugt heiße Nahrungsmittel zu sich nehmen. Denn diese Nahrungsmittelgruppe steigert auch die Lebensgeister.

Warme Nahrungsmittel steigern die Aktivität

In abgeschwächter Weise gilt alles, was auf heiße Nahrungsmittel zutrifft, auch für die warmen wie Geflügel, Lauch, Zwiebeln, Knoblauch, Ingwer, Kaffee oder Rotwein. Auch warme Nahrungsmittel sollten in der kühlen Jahreszeit vermehrt gegessen werden. Menschen, die viel sitzen und häufig frieren, steigern ihr Wohlbefinden und die Funktionstüchtigkeit ihrer Organe, wenn sie vermehrt warme Nahrungsmittel essen. Um die innere Kälte zu vertreiben, eignen sich Gemüsesuppen und Fleischbrühen besonders gut.

Neutrale Nahrungsmittel liefern Energie

Neutrale Nahrungsmittel, insbesondere jene, die einen süßen Geschmack aufweisen wie Getreide und Pu-Erh-Tee, bauen Qi, die Lebensenergie, auf und wirken ausgleichend auf die Organe. Ob Überschuß oder Mangel an Säften und Energie – beides kann langfristig durch neutrale Nahrungsmittel behoben werden. Getreide und Gemüse dieser Gruppe haben in gekochtem Zustand die Fähigkeit, Giftstoffe aus dem Körper auszuscheiden. Dadurch wird der Stoffwechsel unterstützt, und die Nahrung kann besser verdaut werden.

Erfrischende Nahrungsmittel fördern die Blutbildung

Die meisten Gemüse- und Obstsorten sowie etliche Salate sind erfrischend. Erfrischende Nahrungsmittel sollten besonders im Frühling und Sommer gegessen werden, denn der Körper baut aus Lebensmitteln dieser Gruppe Blut, Säfte und Substanz auf. Im Winter dagegen ist es weniger sinnvoll, diese Nahrung zu essen, da sie den Körper und vor allem die für die Verdauung wichtigen Organe wie Milz und Bauchspeicheldrüse auskühlen kann. Die Folge ist meist ein Qi-Mangel, der die Verdauungsorgane schwächt. Vorsicht ist besonders bei Rohkost, Obst und Südfrüchten geboten. Sie sollten im Sommer in Maßen, im Winter am besten gar nicht verzehrt werden, da sie krank machen können. Die Folgen übermächtigen Verzehrs können Energiemangel, innere Kälte, Abwehrschwäche und Verdauungsprobleme sein.

Kalte Nahrungsmittel schützen vor Hitze

Viele Südfrüchte, Salate, Kräutertees, Schwarztees und Mineralwasser sind von ihrer energetischen Wirkung her kalt. Ein kleiner Anteil kalter Nahrungsmittel in den Speisen verhindert die Entstehung von übermäßiger Hitze, also einer Yang-Fülle im Körper. Kalte Nahrungsmittel sollten sonst ausschließlich im Sommer und in heißen Ländern gegessen werden. Hier bilden Sie einen willkommenen Ausgleich zur bioklimatischen Hitze. Noch mehr als die erfrischenden Nahrungsmittel können die kalten den Körper abkühlen und zu einer Energieschwäche des Verdauungstraktes führen. Häufig ist dies zum Beispiel gerade im Sommer durch den Verzehr von allzuviel Speiseeis und eisgekühlten Getränken der Fall. In heißen Ländern trinken die Menschen heiße Getränke mit einer thermisch kalten Wirkung, wie zum Beispiel Pfefferminztee. So wird der Körper erfrischt, ohne auszukühlen.

Die fünf Geschmacksrichtungen

Neben dem thermischen Gehalt von Nahrungsmitteln spielt die Einteilung der Lebensmittel in die fünf Geschmacksrichtungen »sauer«, »bitter«, »süß«, »scharf« und »salzig« eine mindestens ebenso wichtige Rolle.
Nach den Erkenntnissen der chinesischen Medizin hat jede Geschmacksrichtung eine ganz besondere Wirkung auf bestimmte Organe:

Saures	Leber und Gallenblase
Bitteres	Herz und Dünndarm
Süßes	Milz und Magen
Scharfes	Lunge und Dickdarm
Salziges	Nieren und Blase

Das Saure

»Sauer macht lustig« heißt ein altes deutsches Sprichwort. Dies gilt auch bei den Chinesen, allerdings nur, wenn es sich um saure und gleichzeitig erfrischende Nahrungsmittel handelt, wie Sauerkraut, viele Beerenfrüchte und Früchtetees. Diese haben eine abkühlende und entspannende Wirkung auf Leber und Gallenblase, die in Streßsituationen mehr als alle anderen Organe erhitzt und in ihrer Funktion gestört werden können. Sauer-erfrischende Nahrungsmittel ziehen Körperenergien und Säfte zusammen und bewahren sie, weswegen sie auch bei emotionaler Unausgeglichenheit wie Ärger, Zorn oder Unruhe abkühlend wirken.

Das Bittere

Der bittere Geschmack wirkt trocknend, entzündungshemmend und allgemein dämpfend. Zu den bitteren Nahrungsmitteln gehören zum Beispiel viele Salate, bittere Kräuter wie Oregano oder Rosmarin. Das Bittere leitet die Körpersäfte und Energien nach untern, was sich positiv bei Verdauungsschwäche und Flüssigkeitsansammlungen im Körper auswirkt. So werden auch bei uns Bitterliköre nach dem Essen getrunken, um fette Speisen bekömmlicher zu machen und die Verdauung anzuregen. Das Bittere führt dazu, daß Hitze im Körper über die Ausscheidungsorgane ausgeleitet wird. Auf der psychischen Ebene helfen bitter-erfrischende Nahrungsmittel wie Endiviensalat, Chicoree oder rote Bete, innere Unruhe, Streß und Nervosität abzubauen, was dem Herzen guttut.

Das Süße

Süße Nahrungsmittel wirken harmonisierend, befeuchtend und bauen die Lebensenergie, das Qi, auf. Sie sorgen für eine gute Verteilung der Energie im Körper und stellen darüber hinaus sogar aktive Energie zur Verfügung. Süße Lebensmittel wirken tonisierend auf die Organe der Mitte, besonders auf Milz, Bauchspeicheldrüse und Magen. Der süße Geschmack von Mais, Mangos, Fenchel oder Kastanien stärkt den Körper, indem er Energie aufbaut, und befeuchtet ihn, weil er die Säfteproduktion anregt. Im Unterschied zu allen anderen Geschmacksrichtungen könnte man sich ausschließlich von süßen Nahrungsmitteln ernähren, ohne daß Mangelzustände auftreten.

Das Scharfe

Scharfe Lebensmittel leiten die Körpersäfte nach oben, lösen die Stagnation, wirken schweißtreibend und regen die Energiezirkulation im Körper an. Scharf-warme Nahrungsmittel wie Lauch, Zwiebeln und scharfe Gewürze tonisieren die Lunge und stärken die Abwehr. Scharf-heiße oder scharf-warme Nahrungsmittel und Getränke sind auch genau richtig, wenn eine Erkältung im Anzug ist. Heißer Ingwertee oder Glühwein wirken schweißtreibend und öffnen die Poren, was zur Behandlung von Erkältungskrankheiten wichtig ist. Scharf-warm bewegt außerdem das Qi im Körper nach oben, was sich positiv bei Niedergeschlagenheit und Depressionen auswirkt. Bei Verstopfung mit hartem Stuhl können scharfe Nahrungsmittel wie Rettich die Verdauungsschwäche aufheben.

Das Salzige

Salzige Nahrungsmittel leiten die Körpersäfte nach unten, wirken befeuchtend, aufweichend und abführend. Im richtigen Maß genossen, können salzige Nahrungsmittel die Körpersäfte vermehren und an der richtigen Stelle binden. Zuviel Salz trocknet den Körper aus und verhärtet ihn. Hoher Verzehr von salzigen Nahrungsmitteln schwächt die Nierenenergie, führt zu Wasseransammlung im Gewebe und zu Bluthochdruck. Salzig-warme Nahrungsmittel wie die meisten Fischsorten stärken das Yang der Nieren. Salzig-neutrale Lebensmittel wie Erbsen, Linsen oder rote Sojabohnen stärken das Qi. Salzig-neutrale Nahrungsmittel wie Kichererbsen, gelbe und schwarze Sojabohnen tonisieren die Säfte der Nieren und des gesamten Organismus.

Das Kräftegleichgewicht von Yin und Yang

»Wenn man dem natürlichen Lauf von Yin und Yang folgt, dann kann man leben, wenn man ihm zuwiderhandelt, dann muß man sterben«, heißt es in einem rund 2000 Jahre alten Text der Han-Dynastie (202 v.Chr. - 220 n.Chr.).
Wie gesund, schlank und fit jemand ist, hängt deshalb in der Traditionellen Chinesischen Medizin entscheidend davon ab, inwieweit die beiden Kräfte Yin und Yang im Einklang sind.
Was sind Yin und Yang? Nach der alten chinesischen Heilkunst symbolisiert der Mensch den Mikrokosmos in der ihn umgebenden Welt, dem Makrokosmos. So bedeutet das Schriftzeichen Yin ursprünglich die schattige Seite des Hügels und das Schriftzeichen Yang seine sonnige Seite. Yin und Yang – das sind die beiden Kräfte im Körper, die gegensätzlich sind und doch zusammengehören, weil sie in einem ständigen

Wechselspiel stehen. Denn erst in der Harmonie ergeben Tag und Nacht, männlich und weiblich, hell und dunkel, oben und unten ein Ganzes.
Yin, das bedeutet in der Traditionellen Chinesischen Medizin: Kälte, Ruhe, Empfänglichkeit, Weiblichkeit, Passivität, Dunkelheit, Abnahme, das Innere und, als Richtung, das nach unten und einwärts Gehende.
Yang bedeutet Hitze, Anregung, Bewegung, Aktivität, Erregung, Männlichkeit, Vitalität, Licht, Zunahme, das Äußere und, als Richtung, das nach oben und auswärts Gehende.

Yin und Yang ergänzen sich

Nach alter chinesischer Lehrmeinung basiert die ganze Natur auf dem Wechselspiel von Energie (Yang) und Materie (Yin), von Werden (Yang) und Vergehen (Yin). Auch und gerade unser Körper arbeitet nach diesem Prinzip. So entspricht die Vorderseite unseres Körpers dem Yin und unsere Rückseite dem Yang; unsere obere Hälfte ist mehr Yang, unsere untere mehr Yin. Knorpel und Sehnen sind Yang, Haut und Knochen dagegen Yin. Magen, Gallen- und Harnblase sowie Darm sind Yang-Organe; Herz, Lunge, Leber, Niere, Milz und Bauchspeicheldrüse zählen dagegen zu den Yin-Organen. Auf Einatmung (Yang) erfolgt Ausatmung (Yin), nach Streßphasen und Zeiten der Aktivität (Yang) kommen Ruhe und Erholung (Yin). Ist das nicht der Fall, geraten die beiden Kräfte aus dem Gleichgewicht, und der Mensch wird, vereinfacht gesagt, krank. Unser Energiefluß, das Qi, ist dann blockiert. Krankheiten, die durch Schwäche, Langsamkeit oder Kälte charakterisierbar sind, haben Yin-Charakter. Hierzu gehören zum Beispiel niedriger Blutdruck, Müdigkeit, Blässe, Neigung zu Durchfall, Ödeme und rheumatische Beschwerden. Krankheiten, die durch Stärke, Hitze und Aktivität charakterisiert sind, haben Yang-Charakter. Hierzu gehören zum Beispiel ho-

her Blutdruck, Übergewicht, Verstopfung, Gefahr von Magengeschwüren und Herzinfarkt.
Das Ziel jeder chinesischen Heilbehandlung liegt deshalb im Ausgleich der beiden Aspekte Yin und Yang. Und ein chinesischer Arzt ist davon überzeugt, daß ein Mensch nur dann glücklich und gesund sein kann, wenn er mit der Natur und seinem ihm innewohnenden Mikrokosmos im Einklang ist. Um dieses Ziel zu erreichen, hält die Traditionelle Chinesische Medizin eine ganze Palette an Maßnahmen bereit: Heiltees, eine ausgewogene Ernährung sowie entspannende Körperübungen sollen dabei helfen, ein langes, glückliches und beschwerdefreies Leben zu führen.

Warum Pu-Erh-Tee eine Schlankheitskur so gut unterstützt

Alles Leben und auch die Lebensmittel, die wir zu uns nehmen, werden in der Traditionellen Chinesischen Medizin den fünf Elementen Holz, Feuer, Erde, Metall und Wasser zugeordnet.

Pu-Erh-Tee gehört von seinem Geschmack und Geruch zum Element Erde. Bei den Chinesen ist die Erde das Element der Mitte, das alle anderen Elemente miteinander verbindet und in Harmonie halten kann. Zum Element Erde gehören alle Nahrungsmittel mit süßem, erdigem Geschmack. Neben Pu-Erh-Tee sind das Fencheltee, fast alle Gemüsesorten, Nüsse, Getreide, Süßreis, Butter, Käse, Eier und Kuhmilch. Süßigkeiten wie Schokolade oder Kuchen fallen allerdings nicht darunter.

Übertragen auf den menschlichen Körper entsprechen dem Element Erde in der Traditionellen Chinesischen Medizin die Organe, die in der Mitte liegen: Leber, Milz, Bauchspeicheldrüse und Magen. Aufgrund seiner spezifischen Eigenschaften und wegen seines erdigen Charakters ist Pu-Erh-Tee in der Lage, eben diese für die Verdauung so wichtigen Organe zu harmonisieren und zu stimulieren.

Der erdig-süße Geschmack des Pu-Erh-Tees harmonisiert und befeuchtet den Organismus. Das heißt, die Körperenergie und damit die in der chinesischen Medizin so wichtige Lebensenergie Qi (gesprochen »Tschi«) wird angeregt und aufgebaut (siehe Seite 97). Nicht nur der Körper, sondern auch die Seele kommt dadurch ins Gleichgewicht, was sich auch in Zeiten von Streß und Ärger günstig auswirkt. Im Gegensatz zu allen anderen Elementen könnte man sich sogar ausschließlich von Nahrungsmitteln des Erdelements ernähren. Die erdig-süßen Eigenschaften dieser Lebensmittelgruppe sorgen dafür, daß die Organe gleichmäßig versorgt und ausgeglichen werden. Was Pu-Erh-Tee darüber hinaus noch zu bieten hat: Er fördert die Verdauung, indem er das »Verdauungs-Qi« stärkt. Dadurch hat der Körper mehr Energie und kann Stoffwechselprodukte und Fettpölsterchen schneller und besser abbauen. Pu-Erh-Tee hilft beim Schlankwerden, weil er die Verdauungsorgane unterstützt und außerdem auch den Blutzuckerspiegel harmonisiert. Die Folge: Man hat weniger Appetit, und auch der Heißhunger auf Süßes verschwindet.

Was bewirkt Pu-Erh-Tee?

Pu-Erh-Tee fördert Verdauung und Fettstoffwechsel

»Dieser Tee ist wie kein anderer ein wirksamer Feind unnützen und schädlichen Körperfetts. Er unterstützt das Yin und das Yang und schafft so, wenn der Mensch ihn regelmäßig trinkt, ein langes, gesundes Leben«, schrieb der Arzt Zhao Xuemin (1719–1821) vor bereits 250 Jahren.

Pu-Erh-Tee entgiftet und entschlackt die Leber

Pu-Erh-Tee hilft der Leber bei ihrer entscheidenden Aufgabe, nämlich den Körper von Gift- und Schlackenstoffen zu befreien. Auf diese Weise werden Fettstoffwechsel und Verdauung angeregt. Moderne chinesische wie auch französische Forschungsergebnisse zeigen, daß Pu-Erh-Tee den Alkoholspiegel im Blut doppelt so schnell abbauen kann wie unter normalen Umständen, wenn man jeweils zwei Tassen unmittelbar vor und nach einer Party trinkt.

Pu-Erh-Tee unterstützt die Verdauungsarbeit

Damit eine Diät überhaupt erfolgreich sein kann, ist es wichtig, daß die Leber harmonisch arbeitet. Ist das Leber-Qi blokkiert oder geht es in die falsche Richtung, so können dadurch auch Magen und Milz angegriffen werden. Die Folge sind Verdauungsstörungen. Schlackenstoffe bleiben stecken, blockieren den Energiefluß im Körper und können nicht richtig abtransportiert werden. Jede noch so ernstgenommene Diät ist damit von vornherein zum Scheitern verurteilt. Pu-Erh-Tee unterstützt die ausgleichende Tätigkeit der Leber und hilft dadurch auch bei der Verdauungsarbeit.

Pu-Erh-Tee wirkt Übergewicht und Cellulitis entgegen

Ganz erstaunliche Ergebnisse zeigten langjährige Untersuchungen mit Pu-Erh-Tee bei Übergewichtigen. Die besten Resultate bei einer Schlankheitsdiät mit Pu-Erh-Tee erreichten Personen zwischen 40 und 50 Jahren. So konnten stark Übergewichtige dieser Altersgruppe innerhalb von vier Wochen rund neun Kilogramm Gewicht verlieren, im mittleren Bereich liegende Übergewichtige nahmen rund sechs Kilogramm und leicht Übergewichtige zirka drei Kilogramm ab. Das Gute: In allen Fällen war die Gewichtsabnahme dauerhaft, was sonst nur mit den wenigsten Diäten zu erreichen ist. Warum gerade diese Altersgruppe mit Pu-Erh-Tee besonders gut abnehmen kann, ist bis heute nicht geklärt. Vielleicht hat es damit zu tun, daß nach der chinesischen Fünf-Elemente-Lehre der Mensch zwischen 40 und 50 Jahren dem Element Erde zugeordnet wird und deswegen der ebenfalls zum Erdelement zählende Pu-Erh-Tee seine Wirkung in diesen Jahren am besten entfalten kann?

Besonders wertvoll ist Pu-Erh-Tee in bezug auf die Milz. Denn in der Traditionellen Chinesischen Medizin ist die Milz das wichtigste Verdauungsorgan überhaupt. Die Chinesen sagen: Ist die Milz schwach, dann sind Fettpölsterchen an Po, Hüften und Bauch vorprogrammiert. Es kommt deswegen zu Überge-

wicht, weil die nötige Hitze fehlt, um Fett zu verbrennen und Wasser auszuscheiden. Dadurch wird der Verdauungstrakt kalt und schwach, die Nahrung kann nicht mehr richtig verdaut werden. Hauptursache ist meistens eine Ernährung mit energetisch kalten Nahrungsmitteln wie Südfrüchte, Fruchtsäfte, Milch und Joghurt. Menschen, die viel von diesen Nahrungsmitteln zu sich nehmen, schwächen ihre Milz, die dann nicht mehr in der Lage ist, genügend Energie für den Verdauungsprozeß zu erzeugen. Auch Fabrikzucker, Auszugsmehle, Fertigprodukte, Schweinefleisch, Wurst sowie Fast food und in der Mikrowelle zubereitete Nahrung setzen die Leistungskraft der Milz herab. Die unausweichliche Folge: Man nimmt zu. Weitere unangenehme Begleiterscheinungen können Cellulitis an Po und Oberschenkeln sowie Wasseransammlungen im Gesicht, vor allem morgens, und geschwollene Hände sein.
Da Pu-Erh-Tee die Arbeit der Milz entscheidend unterstützt, weil er deren Energiehaushalt ausgleicht, beugt er Cellulitis und Übergewicht vor.

Pu-Erh-Tee hält den Blutzuckerspiegel konstant

Und noch etwas kann Pu-Erh-Tee, was andere Tees nicht können: Er ist in der Lage, den Blutzuckerspiegel konstant zu halten. Damit erleichtert er jede Diät enorm. Der Blutzuckerspiegel, der sonst im Verlaufe einer Diät rapide absinkt, wird mit Hilfe von Pu-Erh-Tee konstant gehalten. Die bei einer Diät meist üblichen Hungergefühle und vor allem auch der Heißhunger auf Süßes entstehen erst gar nicht.
Voraussetzung für einen stabilen Blutzuckerspiegel ist außerdem eine gut funktionierende Bauchspeicheldrüse. Ihre Aufgabe ist es, Verdauungsenzyme an den Darm abzugeben und verschiedene Hormone zu produzieren. Zuckerhaltige

Speisen und Fast food können die Bauchspeicheldrüse so schwächen, daß ihre Enzymproduktion stark abnimmt und der Nahrungsbrei nicht mehr verdaut werden kann. Auch hier kann Pu-Erh-Tee helfen. Er entlastet die Bauchspeicheldrüse, indem er den Blutzucker über lange Zeit konstant hält und den Heißhunger auf Süßes bremst.

Pu-Erh-Tee stoppt Heißhunger-Attacken

In der Traditionellen Chinesischen Medizin gilt der Magen als das »Meer der festen und flüssigen Nahrung«. Er ist für das Aufspalten und Zerkleinern der Lebensmittel verantwortlich. Ist der Magen geschwächt, so kann er seine Verdauungsarbeit nicht richtig wahrnehmen. Die Folge ist auch in diesem Fall Übergewicht. Hauptursache dafür sind meist erhitzende Speisen und Getränke wie scharfe Gewürze, scharf angebratenes Fleisch, Kaffee und Rotwein. Menschen, die viele dieser »heißen« Lebensmittel zu sich nehmen, haben einen überhitzten Magen und deswegen meist einen großen Appetit und Heißhungeranfälle. Deshalb leiden sie meistens auch unter Übergewicht. Aufstoßen und Verstopfung können weitere unangenehme Begleiterscheinungen sein.
Pu-Erh-Tee dagegen wirkt ausgleichend und harmonisierend auf den Magen, nimmt die Hitze und sorgt dadurch wieder für eine normale Verdauungstätigkeit.

Die Vier-Wochen-Schlankheitskur mit Pu-Erh-Tee

1. Woche

1. Tag

Morgens: Müsli – dazu 1–2 Tassen Pu-Erh-Tee

Zutaten:
3 EL Haferflocken
$\frac{1}{8}$ l Milch (1,5 % Fett)
1 Apfel

Zubereitung:
Apfel kleinhacken und mit den anderen Zutaten vermischen.

Mittags: Hühnertopf – dazu 1–2 Tassen Pu-Erh-Tee

Zutaten:
150–200 g Hühnerbrust
150 g frisches Suppengemüse
2 EL Reisnudeln
2 EL Hühnerbrühe
2 EL Pflanzenöl
Sojasauce

Zubereitung:
Hühnerbrust und das Suppengemüse in Streifen schneiden. Zusammen mit den Reisnudeln im Wok mit dem vorher er-

hitzten Öl anbraten. Dann mit etwas Hühnerbrühe aufgießen und ca. 15 Minuten schmoren lassen. Mit Sojasauce abschmecken.

Zwischendurch: 250 g Erdbeeren – dazu 1 Tasse Pu-Erh-Tee

Abends: Bunter Salat mit Sesamknäcke – dazu 1–2 Tassen Pu-Erh-Tee

Zutaten:
2 kleine Tomaten
$\frac{1}{2}$ Paprika
$\frac{1}{3}$ Gurke
100 g Tofu
1–2 EL Pflanzenöl
$\frac{1}{2}$ Zitrone
Salz, Pfeffer

Zubereitung:
Tomaten, Paprika und Gurke in kleine Würfel schneiden, Tofu in kleine Stücke brechen. Öl und Zitrone miteinander verrühren. Salat untermischen – mit Salz und Pfeffer abschmecken. Dazu 1–2 Scheiben Sesamknäcke essen.

2. Tag

Morgens: Milchreis mit Apfel und Zimt – dazu 1–2 Tassen Pu-Erh-Tee

Zutaten:
50 g Milchreis
1 Apfel
Zimt

Zubereitung:
Den Milchreis kochen, geriebenen Apfel untermischen und mit etwas Zimt abschmecken.

Mittags: Seeteufel mit Lauchgemüse – dazu 1–2 Tassen Pu-Erh-Tee

Zutaten:
200 g Seeteufel
2 Stangen Lauch
2 Möhren
50 g Bambussprossen
Salz, weißer Pfeffer
etwas Safran
Zitrone
2 EL Pflanzenöl

Zubereitung:
Den Seeteufel mit Salz, Pfeffer, etwas Safran und Zitrone würzen. Anschließend im Ofen in der Folie garen lassen. Lauch und Möhren waschen und kleinschneiden. Bambussprossen abtropfen lassen und ebenfalls kleinschneiden. Das Öl in der Pfanne erhitzen, und das Gemüse darin anbraten und etwas schmoren lassen. Mit Salz und Pfeffer abschmecken.

Zwischendurch: 1 Mango – dazu 1 Tasse Pu-Erh-Tee

Abends: Sesamknäcke mit Quark, Kräutern und Tomaten – dazu 1–2 Tassen Pu-Erh-Tee

Zutaten:
2–3 Scheiben Sesamknäcke
2 kleine Tomaten
frische Kräuter der Saison
200 g Magerquark

Zubereitung:
Magerquark mit den kleingeschnittenen Tomaten und frischen Kräutern der Saison anmachen und das Sesamknäcke damit belegen.

3. Tag

Morgens: 1 Scheibe Vollkornbrot, 1 gekochtes Ei – dazu 1–2 Tassen Pu-Erh-Tee

Zubereitung:
Vollkornbrot dünn mit Butter bestreichen und mit dem Ei belegen.

Mittags: Gemüse-Leber – dazu 1–2 Tassen Pu-Erh-Tee

Zutaten:
150 g Rinder- oder Kalbsleber
250 g Möhren
1 Apfel
1 kleine Zwiebel
Koriander, Muskatblüte
Salz, Pfeffer
1 TL Pflanzenöl
1 TL Butter

Zubereitung:
Die Leber im Ofen grillen. In der Zwischenzeit die Zwiebel kleinhacken und mit 1 TL Öl in der Pfanne andünsten. Möhren waschen und grob raffeln, den Apfel waschen und kleinwürfeln. Möhren und Apfel zu der angedünsteten Zwiebel geben. Mit 1 Prise Koriander oder Muskatblüte und 1 TL Butter verfeinern. Mit Salz und Pfeffer abschmecken. Zusammen mit der Leber servieren. Dazu ein Stück Weißbrot reichen.

Zwischendurch: 2 Kiwis – dazu 1 Tasse Pu-Erh-Tee

Abends: Tofu mit Walnußsalat und Sesamknäcke – dazu 1–2 Tassen Pu-Erh-Tee

Zutaten:
100 g Tofu
100–150 g Friséesalat

5 Walnüsse
2 TL kaltgepreßtes Olivenöl
Zitrone
Salz, Pfeffer

Zubereitung:
Tofu auf einem mit Friséesalat ausgelegten Teller anrichten. Mit einer Marinade aus Olivenöl und Zitrone anmachen. Mit Walnußhälften garnieren und mit Salz und Pfeffer abschmecken. Dazu 1–2 Scheiben Sesamknäcke essen.

4. Tag

Morgens: 1 Vollkornsemmel mit Butter und Honig – dazu 1–2 Tassen Pu-Erh-Tee

Zubereitung:
Die Vollkornsemmel dünn mit Butter und Honig bestreichen.

Mittags: Weißkohlgemüse – dazu 1–2 Tassen Pu-Erh-Tee

Zutaten:
150 g Weißkohl
50 g Mangold
2 getrocknete rote Chilischoten
1 kleines Stück Ingwer
1 Frühlingszwiebel
2 EL Pflanzenöl
Szechuanpfefferkörner
1 EL helle Sojasauce
½ TL Zucker
1 TL Essig
1 TL Sesamöl
½ TL Stärke

Zubereitung:
Den Weißkohl von den harten Stücken befreien und in 3 cm breite Streifen schneiden. Mangold waschen und ebenfalls in Streifen schneiden. Chilischoten entkernen und grob zerbröseln. Ingwer sowie Frühlingszwiebeln putzen und feinhacken. Jetzt das Öl im Wok erhitzen. Weißkohl und Mangold etwa 1 Minute darin anbraten, dann herausnehmen. Im restlichen Fett die Chilischoten, Pfefferkörner, Ingwer und Frühlingszwiebeln andünsten. Dann die Sojasauce, Zucker, Essig, Sesamöl und Stärke verquirlen und angießen. Den Kohl und Mangold gut untermischen und alles nochmals aufkochen lassen.

Zwischendurch: 2–3 Reiskräcker – dazu 1 Tasse Pu-Erh-Tee

Abends: Mozzarella mit Tomaten, 1–2 Sesamknäcke – dazu 1–2 Tassen Pu-Erh-Tee

Zutaten:
1 Mozzarella
2 große Tomaten
etwas Blattsalat
Pfeffer, mit der Pfeffermühle gemahlen, Öl, frisches Basilikum

Zubereitung:
Mozzarella und Tomaten in Scheiben schneiden, abwechselnd auf einem mit Blattsalat ausgelegten Teller anrichten. Mit Pfeffer und Öl beträufeln und mit frischem Basilikum garnieren. Dazu 1–2 Scheiben Sesamknäcke essen.

5. Tag

Morgens: 200 g Magerquark mit Schnittlauch und 2–3 Scheiben Sesamknäcke – dazu 1–2 Tassen Pu-Erh-Tee

Zubereitung:
Schnittlauch kleinhacken und unter den Quark mischen. Sesamknäcke damit belegen.

Mittags: Rindfleischtopf – 1–2 Tassen Pu-Erh-Tee

Zutaten:
150 g Rindfleisch
2 Tomaten
1 Frühlingszwiebel
etwas frischer Ingwer
3 EL Pflanzenöl
1 Stück Sternanis
2 TL Zucker
Salz
1 TL Speisestärke
50 g Reis

Zubereitung:
Das Fleisch waschen und in einen Topf mit Wasser geben, so daß es bedeckt ist. Zunächst zum Kochen bringen, dann bei mittlerer Hitze etwa 25 Minuten garen, herausnehmen und abkühlen lassen. Von der Fleischbrühe etwa 100 ml beiseite stellen.
Jetzt das Fleisch in etwa 4 cm lange Streifen schneiden. Die Tomaten waschen, putzen und vierteln. Die Frühlingszwiebel waschen, putzen und in drei gleich große Stücke schneiden.
Das Pflanzenöl in Pfanne oder Wok erhitzen, den Sternanis hineingeben und unter Rühren anbraten, bis er würzig duftet. Frühlingszwiebel und Ingwer dazugeben und unter Rühren bei starker Hitze kurz aufkochen lassen. Das Fleisch untermischen und alles zusammen etwa 5 Minuten kochen.
Jetzt Ingwer, Frühlingszwiebel und Sternanis herausnehmen. Dafür die Tomaten, Zucker und Salz sowie die Brühe zum Fleisch geben. Die mit 2 EL Wasser angerührte Speise-

stärke untermischen und alles einmal aufkochen lassen, bis die Sauce dickflüssig ist. Dazu eine Schale Reis servieren.

Zwischendurch: $\frac{1}{2}$ Salatgurke - dazu 1 Tasse Pu-Erh-Tee

Abends: Thunfischsalat mit Sesamknäcke - dazu 1–2 Tassen Pu-Erh-Tee

Zutaten:
50 g Thunfisch (Dose)
$\frac{1}{2}$ Blattsalat
5 Radieschen
$\frac{1}{2}$ Avocado
$\frac{1}{2}$ Kiwi
1–2 EL Pflanzenöl
1 Zitrone
Salz

Zubereitung:
Radieschen, Avocado und Kiwi in Streifen schneiden. Den Blattsalat in kleine Stücke rupfen. Aus Öl, Zitrone und Salz eine Marinade anrühren, Radieschen, Avocado, Kiwi und Salat untermischen. Zum Schluß den Thunfisch über den Salat verteilen. Dazu 1–2 Scheiben Sesamknäcke essen.

6.Tag

Morgens: Apfel-Müsli - dazu 1–2 Tassen Pu-Erh-Tee

Zutaten:
3 EL Haferflocken
1 Magermilchjoghurt
1 Apfel

Zubereitung:
Magermilchjoghurt mit den Haferflocken verrühren, den Apfel darunterreiben. Nach Geschmack mit Zimt würzen.

Mittags: Putenschnitzel mit Tomatensauce – dazu 1–2 Tassen Pu-Erh-Tee

Zutaten:
150 g Putenfilet
1 kleine Dose geschälte Tomaten
50 g Reis
1 Lorbeerblatt
½ TL Paprika
Salz, Pfeffer, Zucker
1 EL süße Sahne
1 EL Pflanzenfett

Zubereitung:
Reis kochen. In der Zwischenzeit die geschälten Tomaten pürieren und das Lorbeerblatt sowie den Paprika sämig einkochen. Mit etwas Salz, Pfeffer und Zucker abschmecken und mit süßer Sahne verfeinern. Jetzt das Putenfilet in der Pfanne braten. Zusammen mit dem Reis und der Tomatensauce servieren.

Zwischendurch: 1 Apfel, 1 Birne – dazu 1 Tasse Pu-Erh-Tee

Abends: Geräucherte Forellenfilets – dazu 1–2 Tassen Pu-Erh-Tee

Zutaten:
150 g Champignons
2 geräucherte Forellenfilets
Kresse
1 TL Pflanzenöl
1 Zitrone
Dill, 1 Essiggurke

Zubereitung:
Die Champignons putzen und in Scheiben schneiden. Zusammen mit den Forellenfilets auf 3 Handvoll Kresse anrichten. Mit 1 TL Öl beträufeln und mit Zitrone, Dill und einer Essiggurke garnieren. Dazu 1 Scheibe Vollkornbrot essen.

7. Tag

Morgens: 2 Scheiben Toast mit Lachsschinken und gekochtem Ei – dazu 1–2 Tassen Pu-Erh-Tee

Zubereitung:
Toast dünn mit Butter bestreichen und jeweils mit einer Scheibe Lachsschinken und dem Ei garnieren.

Mittags: Rinderlende mit chinesischen Nudeln – dazu 1–2 Tassen Pu-Erh-Tee

Zutaten:
150 g Rinderlende
125 g chinesische Weizennudeln
1½ EL Sesamöl
2 EL Stärke
1 Eiweiß
3 Tonguepilze
125 g Brokkoli
1 EL Sojasauce
3 EL Hühnerbrühe
1 mittelgroße Zwiebel
1 Knoblauchzehe
1 kleines Stück Ingwer
4 EL Pflanzenöl

Zubereitung:
Nudeln im Salzwasser gar kochen und in Sesamöl wenden. Fleisch in dünne Streifen schneiden, mit 1 EL Stärke, Salz und Eiweiß vermengen. Etwa 30 Minuten ziehen lassen. Die Tonguepilze rund 20 Minuten in Wasser einweichen, die Stiele entfernen und die Hüte in Streifen schneiden.
Brokkoli putzen, Stiele und Röschen voneinander trennen und in kochendem Salzwasser blanchieren. Anschließend abschrecken. 1 EL Stärke, $1/2$ EL Sojasauce und 3 EL Hühnerbrühe miteinander verquirlen.
Zwiebel, Knoblauch und Ingwer schälen – alles feinhacken. In einem Wok mit 2 EL heißem Öl unter Rühren anbraten. Pilze und Brokkoli hinzufügen, kurz mitbraten, dann herausnehmen und warmstellen. Das Fleisch in dem restlichen Öl scharf anbraten, Nudeln zum Fleisch geben. Die Würzsauce, Pilze und Brokkoli daruntermischen und alles erhitzen.

Zwischendurch: 3 Aprikosen – dazu 1 Tasse Pu-Erh-Tee

Abends: Schinken auf Birnensalat – dazu 1–2 Tassen Pu-Erh-Tee

Zutaten:
100 g Friséesalat
50 g Feldsalat
1 Birne
3 Scheiben Parmaschinken
2 TL Olivenöl
Zitrone
Salz, Pfeffer

Zubereitung:
Den Salat auf einen Teller legen und mit einer Marinade aus Olivenöl, Zitrone, Salz und Pfeffer beträufeln. Die Birne in Spalten schneiden und zusammen mit dem Parmaschinken auf dem Salat anrichten. Dazu 2–3 Reiskräcker essen.

2. Woche

1. Tag

Morgens: Haferflockensuppe – dazu 1–2 Tassen Pu-Erh-Tee

Zutaten:
3 EL Haferflocken
200 ml Magermilch
eine Handvoll Erdbeeren
Zimt

Zubereitung:
3 EL Haferflocken mit 200 ml Milch aufkochen. Ein paar Erdbeeren hineinschneiden und mit Zimt abschmecken.

Mittags: Nudelauflauf – dazu 1–2 Tassen Pu-Erh-Tee

Zutaten:
80 g Nudeln
1 Stange Lauch
2 Tomaten
3 EL Sauerrahm
2 TL geriebenen Käse
2 TL Schnittlauch
1 EL Pflanzenöl
Salz, Pfeffer

Zubereitung:
Die Nudeln etwa 10 Minuten kochen. Lauch putzen, kleinschneiden und mit dem Öl in der Pfanne anbraten. Die Tomaten enthäuten, kleinschneiden und zum Lauch geben. Zusammen ca. 2 Minuten dünsten. Sauerrahm, geriebenen Käse, Schnittlauch, Salz und Pfeffer miteinander verrühren und zusammen mit dem Gemüse unter die Nudeln heben. In einer feuerfesten Form bei 180 Grad etwa 15 Minuten im Ofen backen.

Zwischendurch: 150 g Sauerkraut – dazu 1 Tasse Pu-Erh-Tee

Abends: Reis-Tomatensuppe – dazu 1–2 Tassen Pu-Erh-Tee

Zutaten:
30 g Vollkornreis
3 Tomaten
1 Stück Sellerie (etwa 50 g)
2 Karotten
2–3 Tassen Würfelbrühe
1 EL Sauerrahm
Petersilie
Pfeffer, Salz

Zubereitung:
Den Vollkornreis in der Würfelbrühe 20 Minuten köcheln lassen. Die Tomaten enthäuten und kleinschneiden. Sellerie und Karotten raspeln. Alles zum Reis geben und weitere 15 Minuten köcheln lassen. Zum Schluß mit Sauerrahm, Pfeffer und Salz abschmecken. Mit etwas gehackter Petersilie bestreuen.

2. Tag

Morgens: 3 Scheiben Sesamknäcke mit 50 g Tofu und 2 Tomaten – dazu 1–2 Tassen Pu-Erh-Tee

Zutaten:
250 g Tofu
2 Frühlingszwiebeln
3–4 EL Sesamöl
2–3 EL Sojasauce
Salz

Zubereitung:
Tofu unter fließendem Wasser gut abwaschen, anschließend mit Kreppapier trockentupfen. In kleine Würfel schneiden und im Sesamöl anbraten. Dann mit Wasser ablöschen und salzen. Frühlingszwiebeln putzen, kleinhacken und unter das Tofu mischen. Dazu eine Scheibe Vollkornbrot essen.

Zwischendurch: 3 Reiskräcker - dazu 1 Tasse Pu-Erh-Tee

Abends: Quarkbrot - dazu 1-2 Tassen Pu-Erh-Tee

Zubereitung:
100 g Magerquark mit 1 EL Sauerrahm und gehackter Kresse vermischen. Nach Geschmack ein wenig salzen. Dazu 2 Scheiben Vollkornbrot und 2 Tomaten essen.

3. Tag

Morgens: Orangenreis - dazu 1-2 Tassen Pu-Erh-Tee

Zubereitung:
40 g Vollkornreis mit wenig Wasser aufsetzen. Etwa 5 Minuten kochen lassen, dann die Hitze abstellen und weitere 30 Minuten zugedeckt quellen lassen. Eine Orange schälen, in kleine Würfel schneiden und unter den Reis mischen.

Mittags: Hühnertopf - dazu 1-2 Tassen Pu-Erh-Tee

Zutaten:
200 g Hühnerbrust
150 g Suppengemüse
2 EL Reisnudeln
Sojasauce

Zubereitung:
Die Hühnerbrust in feine Streifen schneiden, zusammen mit dem kleingehackten Suppengemüse etwa 10 Minuten in ko-

chender Hühnerbrühe garen. Jetzt Reisnudeln dazugeben und nochmals etwa 3 Minuten weitergaren. Zum Schluß mit Sojasauce abschmecken. Dazu 2 Scheiben Sesamknäcke servieren.

Zwischendurch: 1 Birne – dazu 1 Tasse Pu-Erh-Tee

Abends: Thunfischsalat – dazu 1-2 Tassen Pu-Erh-Tee

Zutaten:
50 g Thunfisch (Dose)
250 g Knollenselleriesalat (Glas)
Salatblätter
Pfeffer (mit der Pfeffermühle gemahlen)
frische Kräuter nach Wahl

Zubereitung:
Den Thunfisch zerteilen und mit dem Knollenselleriesalat auf Salatblättern anrichten. Mit Pfeffer und frischen Kräutern bestreuen. Dazu 2 Scheiben Sesamknäcke essen.

4. Tag

Morgens: 1 Roggenbrötchen mit 50 g Geflügelsülze und 1 Gewürzgurke – dazu 1–2 Tassen Pu-Erh-Tee

Zubereitung:
Das Roggenbrötchen dünn mit Butter bestreichen. Mit der Geflügelsülze und Gewürzgurke belegen.

Mittags: Bohnen-Pilz-Pfanne – dazu 1–2 Tassen Pu-Erh-Tee

Zutaten:
10 getrocknete Mu-Err-Pilze
4 große Knoblauchzehen
300 g grüne Bohnen
4 EL Pflanzenöl
Salz

Zubereitung:
Die Pilze in warmem Wasser einweichen. Knoblauch schälen und in dünne Streifen schneiden. Das Wasser für die Bohnen in einem Topf aufsetzen und zum Kochen bringen.
In der Zwischenzeit die Bohnen waschen und putzen, dann etwa 2–3 Minuten kochen lassen. Danach kalt abschrecken, abtropfen lassen und in etwa 3 cm lange Stücke schneiden. Die Pilze waschen und ebenfalls in Stücke schneiden. Das Einweichwasser der Pilze zurückbehalten. Das Öl im Wok erhitzen und den Knoblauch kurz darin anbraten. Die Mu-Err-Pilze dazugeben und unter Rühren etwa 5 Minuten garen. Die Bohnen dazugeben und noch mal 5 Minuten weitergaren. 2–3 EL Einweichwasser dazugeben. Umrühren, servieren.

Zwischendurch: 1 Apfel – dazu 1 Tasse Pu-Erh-Tee

Abends: Griessuppe – dazu 1–2 Tassen Pu-Erh-Tee

Zutaten:
40 g Vollkorngries
1 Zwiebel
1–2 EL Pflanzenöl
2 Tassen Würfelbrühe
Salz
gehackte Petersilie

Zubereitung:
Die Zwiebel kleinhacken und zusammen mit dem Vollkorngries in einem Topf anschwitzen. Würfelbrühe zum Kochen bringen und Zwiebeln sowie Gries damit ablöschen. Zum Schluß mit Salz abschmecken und etwas gehackte Petersilie unterrühren. Dazu 1–2 Scheiben Sesamknäcke reichen.

5. Tag

Morgens: 2 Scheiben Vollkornbrot mit Butter und Honig – dazu 1–2 Tassen Pu-Erh-Tee

Zubereitung:
Die Vollkornbrotscheiben dünn mit Butter und Honig bestreichen.

Mittags: Lachsnudeln – dazu 1–2 Tassen Pu-Erh-Tee

Zutaten:
80 g Tagliatelle
50 g Räucherlachs
1–2 EL Pflanzenöl
Dill

Zubereitung:
Die Nudeln kochen und abgießen. Den Räucherlachs in Streifen schneiden und Dill feinhacken. Zusammen mit dem Öl unter die Nudeln heben.

Zwischendurch: 200 g Weintrauben – dazu 1 Tasse Pu-Erh-Tee

Abends: Rührei mit Sesamknäcke – dazu 1–2 Tassen Pu-Erh-Tee

Zutaten:
2 Eier
1 Tomate
Salz, Pfeffer
3 Scheiben Sesamknäcke

Zubereitung:
Eier schaumig schlagen und mit der kleingehackten Tomate in einer Pfanne unter Rühren durchbacken. Mit Salz und Pfeffer würzen. Dazu Sesamknäcke servieren.

6. Tag

Morgens: Früchteteller aus 1 Mango, 1 Banane, 2 Aprikosen – dazu 1–2 Tassen Pu-Erh-Tee

Mittags: Spinat mit Krabben – dazu 1–2 Tassen Pu-Erh-Tee

Zutaten:
200 g frischer Blattspinat
50 g Krabbenfleisch
3 EL süße Sahne
2 EL Erdnußöl
$^1/_2$ TL Stärke
1 TL Wasser
Salz

Zubereitung:
Das Krabbenfleisch abwaschen, putzen und kleinschneiden. Mit der Sahne in einen Topf geben und zur Seite stellen. Den Spinat putzen und grob hacken. Das Öl in einer Pfanne erhitzen. Bei hoher Temperatur den Spinat 3–5 Minuten sautieren, dann aus der Pfanne nehmen und abtropfen lassen. Die Krabben mit der Sahne ein paar Minuten kochen lassen und mit der in Wasser aufgelösten Stärke binden. Mit wenig Salz abschmecken. Den Spinat auf den Teller geben und die Krabben darüber verteilen.

Zwischendurch: 2–3 Reiskräcker – dazu 1 Tasse Pu-Erh-Tee

Abends: 2 Scheiben Vollkornbrot mit Tomaten und 60 g Tofu-Käse – dazu 1–2 Tassen Pu-Erh-Tee

7. Tag

Morgens: 2 Baguettescheiben mit gekochtem Ei und 2 Scheiben Parmaschinken – dazu 1–2 Tassen Pu-Erh-Tee

Zubereitung:
Die Baguettescheiben dünn mit Butter bestreichen. Mit Parmaschinken und gekochtem Ei belegen.

Mittags: Schweinefilet auf Glasnudeln – dazu 1–2 Tassen Pu-Erh-Tee

Zutaten:
150 g Schweinefilet
50 g Glasnudeln
4 Mu-Err-Pilze
2 TL Speisestärke
3 EL Sojasauce
1 Stange Lauch
50 g Sojasprossen (Dose)
1 kleine rote Chilischote
1 Zwiebel
1 Knoblauchzehe
1 Stück frischer Ingwer
Salz, Pfeffer
4 EL Pflanzenöl
4 EL Fleischbrühe
1 TL Sesamöl

Zubereitung:
Glasnudeln und Pilze in getrennten Schüsseln mit heißem Wasser überbrühen und gut einweichen.
Das Filet in Scheiben schneiden, mit etwas Salz und Stärke einreiben und mit 1 EL Sojasauce marinieren. Im Kühlschrank etwa 30 Minuten ziehen lassen.
Den Lauch waschen, putzen und schräg in dünne Scheiben schneiden. Etwa 1 Minute in kochendem Wasser blanchieren, abschrecken und abtropfen lassen. Die Sojasprossen ebenfalls abtropfen lassen.
Jetzt Chilischote, Zwiebel, Knoblauch und Ingwer klein-

schneiden und mit 2 EL Pflanzenöl im Wok anbraten. Den Lauch und die abgetropften Pilze darin schwenken. Die Sojasprossen hinzufügen und 2 Minuten mitbraten.
Jetzt das restliche Öl erhitzen und das Fleisch anbraten. Die abgetropften Nudeln hinzufügen und kurz mitbraten. Die restliche Sojasauce, Stärke, Brühe und Sesamöl verquirlen, hinzugeben und kurz aufkochen. Dann das Gemüse dazugeben, alles miteinander verrühren und mit Salz und Pfeffer abschmecken.

Zwischendurch: 250 g Erdbeeren – dazu 1 Tasse Pu-Erh-Tee

Abends: Sesamknäcke mit Quark – dazu 1–2 Tassen Pu-Erh-Tee

Zutaten:
100 g Magerquark
1 EL Sauerrahm
2–3 Scheiben Sesamknäcke
1 Handvoll Radieschen

Zubereitung:
Magerquark mit Sauerrahm vermischen und auf dem Sesamkäcke verteilen. Mit in Scheiben geschnittenen Radieschen verzieren.

3. Woche

1. Tag

Morgens: Müsli – dazu 1–2 Tassen Pu-Erh-Tee

Zutaten:
1 Becher Magermilchjoghurt
2 EL Haferflocken

1 Pfirsich
20 g geriebene Haselnüsse
1 Msp. Zimt

Zubereitung:
Joghurt, Haferflocken, gemahlene Haselnüsse miteinander verrühren. Den Pfirsich kleinschneiden und unterheben. Das Müsli mit 1 Msp. Zimt verfeinern und servieren.

Mittags: Nudelsuppe mit Rindfleisch – dazu 1–2 Tassen Pu-Erh-Tee

Zutaten:
50 g Rinderfilet
75 g Reis- oder Weizennudeln
¼ l Fleischbrühe (Instant)
1 Knoblauchzehe
1 kleines Stück Ingwer
1 Stange Lauch
2 Möhren
Sojasauce
Pfeffer
Zitronensaft

Zubereitung:
Reisnudeln mit kochendem Wasser überbrühen und einweichen, Weizennudeln in Salzwasser gar kochen.
Lauch und Möhren in feine Streifen bzw. Scheiben schneiden. Fleischbrühe aufkochen. Knoblauch und Ingwer durch die Presse drücken und dazugeben. Das Gemüse in dem Sud ein paar Minuten ziehen lassen. Das Rindfleisch in hauchdünne Streifen schneiden und in die Brühe legen. Die abgetropften Nudeln hinzufügen und mit Sojasauce, Pfeffer und Zitronensaft abschmecken. Dazu 2 Scheiben Sesamknäcke reichen.

Zwischendurch: 1 Gurke – dazu 1 Tasse Pu-Erh-Tee

Abends: Salatplatte mit Sesamknäcke – dazu 1–2 Tassen Pu-Erh-Tee

Zutaten:
1/3 Gurke
2 Tomaten
1/2 Paprikaschote
1 Salatherz
3 EL Pflanzenöl
1 Zitrone
Salz, Pfeffer

Zubereitung:
Gemüse und Salat waschen. Gurke, Tomate und Paprikaschote in kleine Würfel schneiden. Den Salat ebenfalls in kleine Streifen schneiden. Aus Öl, Zitrone, Salz und Pfeffer ein Dressing herstellen. Dazu 1–2 Scheiben Sesamknäcke essen.

2. Tag

Morgens: 1 Scheibe Vollkornbrot, dünn mit Butter und Honig bestreichen – 1 Banane – dazu 1–2 Tassen Pu-Erh-Tee

Mittags: Gebratener Reis mit Hühnerfleisch und Ananas – dazu 1–2 Tassen Pu-Erh-Tee

Zutaten:
100 g Hühnerbrust
1 Zwiebel
1 Knoblauchzehe
1 kleines Stück Ingwer
1 TL Speisestärke
1 TL Sesamöl
1 Lauchstange
1 kleine Dose Ananasstücke

2 EL Pflanzenöl
1 EL Sojasauce
50 g Reis
1 EL Hühnerbrühe (Instant)
Schnittlauch
Salz, Pfeffer
Zucker

Zubereitung:
Reis kochen. Zwiebel, Knoblauch und Ingwer feinhacken. Hühnerfleisch in kleine Würfel schneiden, mit Stärke und Sesamöl einreiben. Lauch waschen und in schmale Streifen schneiden. Die Ananasstücke abtropfen lassen. Das Öl im Wok erhitzen, Zwiebeln, Knoblauch und Ingwer hinzufügen. Dann das Fleisch etwa 1–2 Minuten scharf anbraten. Lauch und die Hälfte der Ananasstücke dazugeben. Alles gut verrühren. Mit Sojasauce, Salz, Pfeffer und Zucker abschmekken. Jetzt den fertig gekochten Reis dazugeben. Mit der Brühe besprenkeln und gut durchrühren. Zum Schluß den Schnittlauch schräg schneiden und untermischen.

Zwischendurch: Die restliche Hälfte Ananasstücke – dazu 1 Tasse Pu-Erh-Tee

Abends: 3 Scheiben Sesamknäcke mit Quark und Schnittlauch – dazu 1–2 Tassen Pu-Erh-Tee

3. Tag

Morgens: 1 Roggenbrötchen mit 2 Scheiben Geflügelaufschnitt und 1 Tomate – dazu 1–2 Tassen Pu-Erh-Tee

Mittags: Tintenfisch mit Zwiebeln – dazu 1–2 Tassen Pu-Erh-Tee

Zutaten:
200 g Tintenfische (tiefgefroren)
1 Zwiebel
1 Knoblauchzehe
1 kleines Stück Ingwer
1 Lauchzwiebel
2 gelbe Chilis
2 EL Pfanzenöl
2 EL Austernsauce
1 TL Zucker
Salz, Pfeffer

Zubereitung:
Tintenfisch auftauen, die Zwiebeln in schmale Halbringe hobeln. Knoblauch und Ingwer kleinhacken. Die Lauchzwiebeln in Streifen schneiden und im Wok in heißem Öl unter Rühren scharf anbraten. Die Chilis von Kernen und wattigen Innenwänden befreien, kleinschneiden und hinzufügen. Jetzt die Tintenfischringe mitbraten und etwa 2 Minuten bei großer Hitze alles verrühren. Zum Schluß mit der Austernsauce und 1 guten Schuß Wasser angießen. Aufkochen und mit Salz, Pfeffer und Zucker abschmecken.

Zwischendurch: 1 Apfel – dazu 1 Tasse Pu-Erh-Tee

Abends: Gebratene Banane – dazu 1–2 Tassen Pu-Erh-Tee

Zutaten:
1 Banane
1 EL Butter
1 Msp. Zimt
1 EL Honig
1 EL Sesamsamen

Zubereitung:
Die Banane schälen und der Länge nach halbieren. In heißer Butter sanft anbraten. Mit etwas Zimt bestreuen. Den Honig hinzufügen und in der Pfanne auflösen. Die Banane vorsichtig darin wenden. Zum Schluß mit Sesamsamen bestreuen. Dazu 3 Reiskräcker essen.

4. Tag

Morgens: Mango-Reis – dazu 1–2 Tassen Pu-Erh-Tee

Zutaten:
40 g Reis
1 Mango
Zitronensaft

Zubereitung:
Reis kochen, mit der kleingewürfelten Mango und 1 Spritzer Zitronensaft mischen.

Mittags: Chinakohl mit Schinken – dazu 1–2 Tassen Pu-Erh-Tee

Zutaten:
$\frac{1}{2}$ Chinakohl
1 kleine Lauchstange
100 g gekochter Schinken
1 Knoblauchzehe
1 kleines Stück Ingwer
2 EL Pflanzenöl
$\frac{1}{8}$ l Gemüsebrühe (Instant)
2 EL Sojasauce
2 TL Speisestärke

Zubereitung:
Lauch und Chinakohl waschen und putzen. Lauch in feine Ringe schneiden, den Chinakohl in schmale Streifen schneiden. Vom Schinken den Fettrand entfernen und in zirka $^1/_2$ cm breite Streifen schneiden. Die Knoblauchzehe schälen und durch die Presse drücken. Ingwer schälen und feinhakken.
Das Öl im Wok erhitzen. Knoblauch, Ingwer und Schinkenstreifen hinzufügen und alles knapp 1 Minute unter ständigem Rühren braten. Mit dem Schaumlöffel herausnehmen und beiseite stellen.
Jetzt die Lauchringe und die Chinakohlstreifen in den Wok streuen und etwa 5 Minuten unter Rühren braten, bis sie bißfest sind. Nach Geschmack pfeffern und sparsam salzen. Die Brühe und die Sojasauce mit der Speisestärke glattrühren und zum Gemüse gießen. Die Schinkenstreifen wieder dazugeben. Das Gericht einmal aufkochen lassen und gut durchrühren.

Zwischendurch: 3 Reiskräcker - dazu 1 Tasse Pu-Erh-Tee

Abends: Möhrensalat mit Sesamknäcke - dazu 1-2 Tassen Pu-Erh-Tee

Zutaten:
3-4 Möhren
1 kleines Stück Ingwer
1 Knoblauchzehe
3 EL Sojasauce
2 EL Planzenöl
Salz, Pfeffer

Zubereitung:
Die Möhren schälen und grob raspeln. Ingwer und Knoblauch schälen und feinhacken. Sojasauce, Öl, Salz und Pfeffer vermischen, die Möhren darin wenden. Dazu 2-3 Scheiben Sesamknäcke reichen.

5. Tag

Morgens: 1 Scheibe Vollkornbrot mit 100 g Hüttenkäse und etwas gehacktem Schnittlauch – dazu 1–2 Tassen Pu-Erh-Tee

Mittags: Eier-Reis – dazu 1–2 Tassen Pu-Erh-Tee

Zutaten:
50 g Reis
2 Frühlingszwiebeln
100 g frische Champignons
1–2 EL Pflanzenöl
2 Eier
1–2 EL Sojasauce
Salz, schwarzer Pfeffer

Zubereitung:
Den Reis in leicht gesalzenem Wasser garen und warmhalten. Die Frühlingszwieben waschen, putzen und in dünne Ringe schneiden. Die Champignons putzen und halbieren. Im Wok das Öl erhitzen und die Zwiebeln unter Rühren anschwitzen. Die Pilze dazugeben und mit anbraten. Den fertigen Reis mit in den Wok geben. Alles gründlich vermengen und etwa 3 Minuten verrühren. Aus Eiern, Sojasauce, Salz und Pfeffer ein Rührei zubereiten und unter den Reis mischen.

Zwischendurch: 250 g Weintrauben – dazu 1 Tasse Pu-Erh-Tee

Abends: 3 Scheiben Sesamknäcke mit 50 g Geflügelaufschnitt und 2 Tomaten – dazu 1–2 Tassen Pu-Erh-Tee

6. Tag

Morgens: Bananen-Quark – dazu 1–2 Tassen Pu-Erh-Tee

Zutaten:
250 g Magerquark
etwas Milch
1 Banane

Zubereitung:
Magerquark mit etwas Milch und der in kleine Scheiben geschnittenen Banane zubereiten. Dazu 2 Reiskräcker essen.

Mittags: Geschmorter Schweinebauch – dazu 1–2 Tassen Pu-Erh-Tee

> Achtung: Dieses Rezept müssen Sie am Abend vorher zubereiten!

Zutaten:
200 g durchwachsener Schweinebauch
1 Zwiebel
1 Knoblauchzehe
1 kleines Stück Ingwer
1 Stück Orangenschale
1 Sternanis
½ TL schwarze Pfefferkörner
2 EL Sojasauce
1 TL Zucker
1 TL Sesamöl
eventuell etwas Brühe
50 g Reis

Zubereitung:
Den Schweinebauch mit der Fettseite nach unten im Wok anbraten, dabei das Sesamöl hinzufügen. Das Fleisch heraus-

nehmen, wenn die Fettseite glasig wird. Zwiebeln, Knoblauch und Ingwer feinwürfeln und anbraten. Das Fleisch wieder dazugeben, jetzt mit der Fettseite nach oben. Die Sojasauce dazugießen und den Zucker hineinstreuen. Den Wok mit dem Deckel verschließen und das Schweinefleisch bei mittlerer Hitze etwa 1 Stunde schmoren. Zwischendurch die Sauce mit etwas Wasser verdünnen. Jetzt das Fleisch auf die andere Seite drehen und noch einmal etwa $1/2$ Stunde schmoren lassen. Über Nacht in den Kühlschrank stellen. Das Fleisch am nächsten Tag dünn aufschneiden und in der Soße erhitzen. Dazu den Reis kochen.

Zwischendurch: 5 Lychees – dazu 1 Tasse Pu-Erh-Tee

Abends: Apfel-Kohlrabi-Salat – dazu 1–2 Tassen Pu-Erh-Tee

Zutaten:
1 Apfel
1 Kohlrabi
1 Lauchzwiebel
1 rote Chilischote
1 TL brauner Zucker
1 EL Hühnerbrühe (Instant)
1 EL Zitronensaft
1 kleines Stück Ingwerwurzel
1 Knoblauchzehe
frische Kräuter

Zubereitung:
Apfel und Kohlrabi schälen. Den Apfel entkernen und in dünne Streifen schneiden, die Sie in der Mitte noch einmal halbieren. Den Kohlrabi ebenfalls in dünne kleine Streifen schneiden. Die Lauchzwiebel waschen und in kleine Ringe schneiden. Chilischote entkernen und feinwürfeln. Zucker, Brühe und Zitronensaft verrühren. Den gehackten Knoblauch und Ingwer dazugeben. Frische Kräuter der Saison darunter-

mischen. Alles auf einem mit Salatblättern ausgelegten Teller anrichten. Dazu 2 Scheiben Sesamknäcke essen.

7. Tag

Morgens: Toastbrot mit Geflügelaufschnitt und gekochtem Ei - dazu 1-2 Tassen Pu-Erh-Tee

Zutaten:
2 Scheiben Toastbrot
50 g Geflügelaufschnitt
1 gekochtes Ei

Zubereitung:
Toastbrot im Toaster oder Backofen rösten, dünn mit Butter bestreichen und mit Geflügelaufschnitt belegen.

Mittags: Hähnchenbrust - dazu 1-2 Tassen Pu-Erh-Tee

Zutaten:
150 g Hähnchenbrust
1 EL Mu-Err-Pilze
1 TL Speisestärke
1 Zwiebel
1 rote Paprikaschote
20 g Cashewnüsse
1 kleines Stück Ingwer
1 Knoblauchzehe
½ TL rote Currypaste (Fertigprodukt)
1 EL Sojasauce
2 EL Austernsauce
2 EL Pflanzenöl
Salz, Pfeffer
Zucker
50 g gekochter Reis

Zubereitung:
Die Mu-Err-Pilze mit kochendem Wasser überbrühen und einweichen lassen. Die Hähnchenbrust in kleine Würfel schneiden, mit der Speisestärke einreiben und zur Seite stellen. Die Zwiebel in Halbringe schneiden. Die Paprikaschote waschen, putzen und wie das Fleisch in kleine Würfel schneiden.
Jetzt das Öl im Wok erhitzen und die Cashewnüsse darin schwenken, bis sie duften und glänzen, dann aus dem Wok nehmen und zur Seite stellen. Das Fleisch unter Rühren anbraten, Ingwer, Knoblauch und Zwiebel hinzufügen. Die Currypaste dazugeben und gut verrühren. Pilze und Paprika untermischen und alles unter Rühren etwas schmoren lassen. Zum Schluß mit Soja- und Austernsauce, Salz, Pfeffer und Zucker würzen. Dazu den gekochten Reis servieren.

Zwischendurch: 2 Reiskräcker – dazu 1 Tasse Pu-Erh-Tee

Abends: Sesamknäcke mit Quark und Tomaten – dazu 1–2 Tassen Pu-Erh-Tee

Zutaten:
100 g Magerquark
2 Tomaten
frischer Schnittlauch
Salz, Pfeffer

Zubereitung:
Magerquark mit Schnittlauch und kleingeschnittenen Tomaten anmachen. Mit Salz und Pfeffer würzen. Dazu 2–3 Scheiben Sesamknäcke essen.

4. Woche

1. Tag

Morgens: Mango-Reis - dazu 1-2 Tassen Pu-Erh-Tee

Zutaten:
50 g Reis
1 Mango

Zubereitung:
Reis kochen. Die Mango schälen und in kleine Stücke schneiden. Unter den Reis mischen.

Mittags: Brokkoli mit Nudeln - dazu 1-2 Tassen Pu-Erh-Tee

Zutaten:
250 g Brokkoli
1 Knoblauchzehe
2 EL Austernsauce
1 TL Speisestärke
etwas Wasser
2 EL Pflanzenöl
Schwarzer Pfeffer
50 g Nudeln, z.B. Tagliatelle

Zubereitung:
Nudeln im Salzwasser gar kochen. Den Brokkoli putzen, die Röschen zerteilen und die Stiele kleinschneiden. In Salzwasser etwa 1-2 Minuten kochen, dann in ein Sieb abgießen, kalt abschrecken und abkühlen lassen. Knoblauch schälen und kleinhacken. Austernsauce, Speisestärke, Pfeffer und etwas Wasser glattrühren.
Das Öl im Wok erhitzen und den Knoblauch kurz darin anbraten. Brokkoli dazugeben und kurz mitbraten, dann die vorbereitete Sauce angießen. Alles noch etwa 2 Minuten köcheln

lassen, zum Schluß mit Pfeffer abschmecken. Auf die Nudeln servieren.

Zwischendurch: 1 Apfel - dazu 1 Tasse Pu-Erh-Tee

Abends: Tofu-Teller - dazu 1–2 Tassen Pu-Erh-Tee

Zubereitung:
Etwa 80 g Tofu abtropfen lassen, in kleine Würfel schneiden und auf einem Teller mit 2 Tomaten und einem Stück Gurke anrichten. Mit etwas Pfeffer würzen. Dazu 2 Scheiben Sesamknäcke essen.

2. Tag

Morgens: 1 Scheibe Vollkornbrot, dünn mit Butter und Honig bestrichen - dazu 1–2 Tassen Pu-Erh-Tee

Mittags: Hühnerleber mit Pilzen - dazu 1–2 Tassen Pu-Erh-Tee

Zutaten:
100 g Hühnerleber
80 g Shiitakepilze
1 TL Speisestärke
1 Zwiebel
1 kleine Zucchini
2 EL Pflanzenöl
2 EL Sojasauce
1 TL Mandelstifte
Salz, Pfeffer
Zucker
2–3 Kartoffeln

Zubereitung:
Kartoffeln im Salzwasser gar kochen. Die Pilze mit kochendem Wasser überbrühen und einweichen lassen. Anschlie-

ßend abgießen, trockentupfen, die Stiele entfernen und den Rest in Streifen schneiden. Die Hühnerleber waschen, trokkentupfen und in kleine Stücke schneiden, mit der Speisestärke bestäuben und auf einen Teller legen. Salz, Pfeffer, Zucker, Sojasauce zu einer Marinade verrühren und über die Leber gießen, zugedeckt etwa 10 Minuten ziehen lassen. Die Zwiebel schälen, halbieren und in Ringe schneiden. Die Zucchini waschen, putzen und in dünne Scheiben schneiden. Jetzt das Öl im Wok erhitzen. Die Mandelstifte unter Rühren goldbraun anbraten. Zwiebel, Zucchini und Pilze hinzufügen und unter Rühren etwa 5 Minuten mitbraten. Mit dem Schaumlöffel aus dem Wok nehmen und in eine Schüssel füllen. Die Leber in dem restlichen Öl rundum etwa 3 Minuten braten, das Gemüse untermischen und mit der Marinade ablöschen. Zu den Kartoffeln servieren.

Zwischendurch: ½ Gurke – dazu 1 Tasse Pu-Erh-Tee

Abends: 1 Scheibe Vollkornbrot mit Geflügelaufschnitt – dazu 1–2 Tassen Pu-Erh-Tee

Zubereitung:
Vollkornbrot dünn mit Butter bestreichen und mit 2 Scheiben Geflügelaufschnitt belegen. Dazu 2 Tomaten aufschneiden.

3. Tag

Morgens: Apfelmüsli mit Zimt – dazu 1–2 Tassen Pu-Erh-Tee

Zutaten:
1 Becher Magermilchjogurt
1 Apfel
2 EL Haferflocken
1 Msp. Zimt

Zubereitung:
Joghurt mit den Haferflocken und Zimt verrühren. Apfel schälen, in kleine Stücke schneiden, untermischen und das Ganze mit dem Zimt verfeinern.

Mittags: Gebratener Gemüsereis – dazu 1–2 Tassen Pu-Erh-Tee

Zutaten:
1 Tasse gekochter Reis
4 Tongue-Pilze
1 Zwiebel
1 kleines Stück Ingwer
1 Knoblauchzehe
1 Lauchzwiebel
1 Möhre
100 g frische Champignons
50 g Bambussprossen (Dose)
1 EL Sesamöl
2 EL Pflanzenöl
Salz, Pfeffer

Zubereitung:
Die Pilze mit kochendem Wasser überbrühen und einweichen, dann die Stiele entfernen. Pilze, Zwiebel, Knoblauch feinhacken. Lauchzwiebel, Möhre, Champignons und Bambussprossen in Streifen schneiden. Im Wok Zwiebel, Knoblauch und Ingwer mit Sesam- sowie Pflanzenöl kurz anbraten. Nacheinander das Gemüse dazugeben und unter Rühren etwa 5 Minuten mitbraten. Dann den bereits gekochten Reis dazugeben und nochmals 2 Minuten braten. Mit Salz und Pfeffer abschmecken.

Zwischendurch: 1 Mango – dazu 1 Tasse Pu-Erh-Tee

Abends: Entenbrust auf Salat – dazu 1–2 Tassen Pu-Erh-Tee

Zutaten:
100 g geräucherte Entenbrust
½ Salatgurke
½ Eichenblatt-Salat
2 EL Pflanzenöl
Salz, Pfeffer
Zitrone

Zubereitung:
Die Entenbrust in feine Streifen schneiden. Salat und Gurke waschen, Gurken in Scheiben schneiden, Salat in kleine Stücke rupfen und in einer Marinade aus 2 EL Pflanzenöl, etwas Zitrone, Salz und Pfeffer anrichten. Die Entenbrust darüber verteilen. Dazu 2 Scheiben Sesamknäcke essen.

4. Tag

Morgens: 2 Scheiben Sesamknäcke mit Putenbrust – dazu 1–2 Tassen Pu-Erh-Tee

Zubereitung:
Knäckebrot dünn mit Butter bestreichen und mit jeweils 1 Scheibe Putenbrust belegen.

Mittags: Glasnudeln mit Krabben – dazu 1–2 Tassen Pu-Erh-Tee

Zutaten:
40 g Glasnudeln
50 g Bleichsellerie
1 Frühlingszwiebel
2 Möhren
100 g Krabben
1 Knoblauchzehe
1 EL Sojasauce
2 EL Gemüsebrühe (Instant)
Salz, Pfeffer

Zubereitung:
Die Glasnudeln in einem Topf mit kochendem Wasser überbrühen und etwa 5 Minuten ziehen lassen, dann absieben und kalt abschrecken. Mit einer Schere mehrmals durchschneiden. Sellerie, Frühlingszwiebel und Möhren waschen, putzen und in schmale Scheiben schneiden. Das Öl im Wok erhitzen. Das Gemüse und den kleingehackten Knoblauch einige Minuten unter Rühren braten. Glasnudeln und Krabben unter das Gemüse mischen und noch etwa 1 Minute unter Rühren erhitzen. Sojasauce und Brühe hinzufügen und alles noch einmal aufkochen lassen. Mit Salz und Pfeffer abschmecken.

Zwischendurch: 1 Banane – dazu 1 Tasse Pu-Erh-Tee

Abends: Haferflockensuppe – dazu 1–2 Tassen Pu-Erh-Tee

Zutaten:
30 g Haferflocken
400 ml Milch
1 EL Sahne
Zimt
1 kleiner Apfel

Zubereitung:
Die Haferflocken in der Milch anrühren und auf kleiner Flamme sämig einkochen lassen. Mit der Sahne und etwas Zimt abschmecken. Einen geriebenen Apfel unterrühren.

5. Tag

Morgens: Reisbrei mit Kirschen – dazu 1–2 Tassen Pu-Erh-Tee

Zubereitung:
50 g Reis kochen und mit 150 g entkernten und halbierten Kirschen mischen.

Mittags: Seelachsfilet mit Salat und Kartoffeln – dazu 1–2 Tassen Pu-Erh-Tee

Zutaten:
150 g Seelachsfilet
2 Kartoffeln
2 Tomaten
½ Gurke
3 EL Pflanzenöl
1 Zitrone
Kreuzkümmel
Salz, Pfeffer

Zubereitung:
Kartoffeln schälen, halbieren und kochen. Seelachsfilet waschen und trockentupfen. Von beiden Seiten mit Kreuzkümmel, Salz, Pfeffer und Zitrone würzen. In 2 EL Pflanzenöl goldbraun backen. Tomaten und Gurke kleinwürfeln, dazu eine Marinade aus 1 EL Pflanzenöl, Zitrone, Salz und Pfeffer zubereiten.

Zwischendurch: 3 Aprikosen – dazu 1 Tasse Pu-Erh-Tee

Abends: Tomaten-Reis – dazu 1–2 Tassen Pu-Erh-Tee

Zutaten:
50 g Reis
3 Tomaten
Schnittlauch
1 EL Hühnerbrühe (Instant)
Pfeffer

Zubereitung:
Reis mit 1 EL Hühnerbrühe in Wasser kochen. Tomaten in Würfel schneiden, Schnittlauch kleinschneiden und unter den Reis mischen. Mit Salz und Pfeffer abschmecken.

6. Tag

Morgens: Apfel-Möhren-Salat mit Sesamkräckern – dazu 1–2 Tassen Pu-Erh-Tee

Zubereitung:
1 Apfel und 3 Möhren reiben, mit Zitronensaft und etwas Zucker abschmecken. Dazu 3 Sesamkräcker essen.

Mittags: Rinderchili mit Tofu – dazu 1–2 Tassen Pu-Erh-Tee

Zutaten:
100 g Rinderlende
1 rote Chilischote
1 Frühlingszwiebel
80 g Tofu
½ TL Speisestärke
2 EL Sojasauce
1 TL Sesamöl
3 EL Pflanzenöl
1 EL Hühnerbrühe (Instant)
1 kleines Stück Ingwer
1 Knoblauchzehe
1 TL Pfeffer

Zubereitung:
Das Fleisch in kleine Würfel schneiden. Aus Stärke, Salz und Pfeffer, Sojasauce und Sesamöl eine Marinade herstellen und das Fleisch darin einlegen. Die Chilischote halbieren, entkernen und kleinhacken. Die Frühlingszwiebel in schmale Streifen schneiden.
Das Öl im Wok erhitzen, kleingehackten Ingwer und Knoblauch anbraten. Das marinierte Fleisch dazugeben und ebenfalls anbraten.
Chilischote, Frühlingszwiebel, Pfeffer hinzugeben und mitbraten. Mit etwas Hühnerbrühe auffüllen und ein paar Minu-

ten köcheln lassen. Zum Schluß den Tofu in Würfel schneiden und ganz kurz mitbraten.

Zwischendurch: 3 Reiskräcker - dazu 1 Tasse Pu-Erh-Tee

Abends: 1 Scheibe Vollkornbrot mit 50 g Tofu und Tomaten - dazu 1-2 Tassen Pu-Erh-Tee

Zubereitung:
Tofu und Tomaten in Scheiben schneiden und auf einem Teller anrichten. Das Vollkornbrot dünn mit Butter bestreichen.

7. Tag

Morgens: 2 Scheiben Toast mit Lachsschinken und 1 gekochten Ei - dazu 1-2 Tassen Pu-Erh-Tee

Zubereitung:
Toast dünn mit Butter bestreichen, mit jeweils einer Scheibe Lachsschinken und dem Ei belegen.

Mittags: Schweinefleisch süß-sauer - dazu 1-2 Tassen Pu-Erh-Tee

Zutaten:
150 g Schweinefleisch
1 EL Sojasauce
50 g Mehl
½ Tasse Weißwein
1 Ei (getrennt)
1 Zwiebel
1 rote Paprikaschote
2 Scheiben Ananas
2-3 EL Tomatenketchup
2 EL Honig
2 EL Essig

2–3 EL Pflanzenöl
Bratensauce
Salz, Pfeffer

Zubereitung:
Das Schweinefleisch waschen, trockentupfen und in Würfel schneiden. Mit der Sojasauce einreiben und mit Salz und Pfeffer würzen. In eine Schüssel geben und mindestens eine Stunde in den Kühlschrank stellen. In der Zwischenzeit Mehl, Weißwein und Eigelb zu einem Teig verrühren. Das Eiweiß steifschlagen und unter den Teig mischen. Anschließend das Schweinefleisch darin wenden. Öl im Wok erhitzen und das Schweinefleisch goldgelb braten, dann herausnehmen und warmstellen. Paprika und Zwiebel in Würfel schneiden und im Wok anbraten. Die ebenfalls in Würfel geschnittene Ananas dazugeben. Jetzt Tomatenketchup, Honig, Essig und die Bratensauce miteinander verrühren, zum Gemüse geben und aufkochen lassen. Zum Schluß das Fleisch dazugeben, gegebenenfalls noch einmal mit Salz und Pfeffer abschmecken. Dazu Reis servieren.

Zwischendurch: 150 g Kirschen – dazu 1 Tasse Pu-Erh-Tee

Abends: 1 Scheibe Vollkornbrot mit Schnittlauch-Quark – dazu 1–2 Tassen Pu-Erh-Tee

Zubereitung:
100 g Quark (Magerstufe) mit etwas Milch glattrühren und mit kleingehacktem Schnittlauch vermischen. Mit Salz und Pfeffer abschmecken. Dazu 1 Scheibe Vollkornbrot essen, dünn mit Butter bestrichen.

Was ist während der Diät erlaubt, was nicht?

Erlaubt:
Grundsätzlich können Sie die einzelnen Gerichte, also vor allem Mittag- und Abendessen, miteinander tauschen, wenn Ihnen das von Ihrem Zeitplan her besser zusagt.
Erlaubt sind neben Pu-Erh-Tee auch Getränke wie natriumarmes und stilles Mineralwasser. Sie sollten sogar gerade während der Diät besonders viel davon trinken.
Erlaubt ist es auch, Früchte, die Sie nicht mögen, auszutauschen gegen andere Früchte, die Sie mögen. Sie können also beispielsweise 1 Banane weglassen und statt dessen 1 Apfel essen oder statt 100 g Weintrauben 100 g Kirschen zu sich nehmen.

Nicht erlaubt:
Kaffee und alle anderen Arten von Tees, da sie neben der Anregung von Appetit und Verdauungssäften auch - in diesem Fall - unerwünschten Einfluß auf den Organismus nehmen und so die Schlankheitskur stören können.
Nicht erlaubt ist außerdem Alkohol.

Tips und Tricks, die das Abnehmen erleichtern

Machen wir uns nichts vor: Eine Diät durchzuhalten ist nie leicht, auch wenn die Rezepte noch so lecker sind. Denn naturgemäß entbehren wir gerade das am meisten, was wir während einer Diät nicht essen oder trinken dürfen. Doch damit das dieses Mal nicht geschieht und Sie Ihren Schlankheitsplan auch wirklich durchhalten, habe ich für Sie eine Liste von Tips und Tricks zusammengestellt, die Ihnen das Abnehmen erleichtern soll.

Massage macht schlank

Beginnen Sie jeden Morgen mit einer Massage. Nehmen Sie zuerst ein warmes Bad, und streichen Sie dann mit einem Luffahandschuh oder einer Massagebürste vom Nacken den Rücken entlang bis runter zum Steißbein. Legen Sie sich anschließend flach auf den Rücken. Legen Sie die rechte Hand flach auf den Bauch und massieren Sie 100mal im Uhrzeigersinn rund um den Nabel, anschließend 100mal entgegen dem Uhrzeigersinn. Zum Schluß massieren Sie die Schultern, die linke und die rechte Fußsohle jeweils 36mal kreisförmig. Diese Massage regt den Stoffwechsel an.

Den Tisch decken

Decken Sie sich vor jeder Mahlzeit den Tisch schön: mit Servietten, Kerzen und Blumen. Dadurch verstärken Sie das Gefühl, daß Sie sich mit jedem Essen etwas besonders Gutes tun.

Regelmäßig wiegen

Regelmäßige Gewichtskontrolle während einer Diät ist wichtig, sollte aber nicht jeden Tag erfolgen, da es sonst bei Nichtabnahme zu Frustration kommen kann. Wiegen Sie sich deshalb nicht öfter als jeden dritten Tag. Tip: Führen Sie zusätzlich ein »Abnahmebuch«, in das Sie mit Datum regelmäßig Ihr Gewicht eintragen. Das hilft Ihnen dabei, die Diät auch weiterhin durchzuhalten.

Mit Pu-Erh-Tee schneller satt

Trinken Sie grundsätzlich vor jeder Mahlzeit eine Tasse Pu-Erh-Tee. Durch die Flüssigkeitszufuhr wird man schneller satt. Außerdem hält Pu-Erh-Tee den Blutzuckerspiegel konstant und sorgt automatisch dafür, daß man nicht zuviel ißt.

Ausreichend Kohlenhydrate essen

Achten Sie darauf, daß auf Ihrem Speiseplan immer genügend Kohlenhydrate wie Vollkornbrot, Gemüse oder Reis vorkommen. So verhindern Sie einen Abfall des Blutzuckerspiegels und damit die gefürchteten Heißhunger-Attacken.

Die Idealfigur visualisieren

Betrachten Sie sich einmal am Tag nackt im Spiegel, und stellen Sie sich vor, wie schlank Ihre Figur eines Tages aussehen wird.

Dadurch unterstützen Sie Ihr Unterbewußtsein, die Idealfigur auch wirklich zu erreichen.

Vitamin C kurbelt den Stoffwechsel an

Ob Zitrone, Kiwi oder Pampelmuse – bei Ihren täglichen Mahlzeiten darf Vitamin C nicht fehlen. Vitamin C erhöht den Adrenalinspiegel und aktiviert so den Stoffwechsel. Dadurch wird mehr Fett aus den Reserven geholt und verbrannt.

Den Hunger wegdrücken

Bei plötzlichen Hungeranfällen den Hunger mit Akupressur wegdrücken: zirka 60 Sekunden den Punkt zwischen Nase und Oberlippe mit dem Mittelfinger leicht andrücken. Wiederholen Sie diese Übung nach Bedarf mehrmals täglich.

Enge Kleider anziehen

Sie sind auf einer Party eingeladen oder wollen ins Restaurant gehen? Tun Sie das nur in engen Kleidern – das hemmt die Lust, viel zu essen.

Die Kühlschrank-Falle

Kleben Sie in die Kühlschranktür ein Foto aus ihren »schlanksten« Tagen. Das hilft Ihnen dabei, der Versuchung zu widerstehen, wenn Sie zwischendurch schwach werden und naschen wollen.

Energie statt Fett

Lecithin hilft dem Körper, Fett in Energie umzuwandeln. Gute Lecithinquellen sind Eier, Sojaprodukte und Tofu.

Pu-Erh-Tee ohne Zucker

Können Sie nicht auf Zucker im Tee verzichten? Nehmen Sie täglich etwas weniger Zucker. Nach kurzer Zeit haben Sie sich an den neuen, gesunden Geschmack gewöhnt.

Mehr Fisch essen

Essen Sie öfter mal Fisch. Vor allem Kaltwasserfische wie Hering, Makrele, Kabeljau, Lachs oder Forelle enthalten besser verwertbare Fettsäuren als Fleisch.

Zucker meiden

Verzichten Sie auf Zucker, Süßigkeiten und süße Getränke. Aus den darin enthaltenen Kohlenhydraten macht die Leber Fett und Cholesterin. Besonders schädlich sind fette und süße Speisen wie Cremespeisen oder Torten.

Ablenkung

Lenken Sie sich während einer Diät möglichst viel ab. Ideal ist es, wenn Sie das in frischer Luft tun können. So können Ihre Zellen Sauerstoff tanken, und Sie fühlen sich fitter: Eine halbe Stunde Radfahren verbrennt ca. 200 Kilokalorien, eine halbe Stunde Schwimmen rund 250 Kilokalorien, eine halbe Stunde Laufen etwa 300 Kilokalorien und eine halbe Stunde Gartenarbeit zirka 150 Kilokalorien.

Auf Kaffee verzichten

Wenn möglich, sollten Sie ganz auf Kaffee verzichten. Er macht den Stoffwechsel träge und steigert den Appetit.

Zitrone auf Fisch und Fleisch

Auf Fisch oder Fleisch stets etwas Zitronensaft träufeln. Die darin enthaltene Säure hilft dem Magen bei der Verdauung.

Notration Apfel

Stecken Sie sich immer einen Apfel in die Tasche, wenn Sie unterwegs sind. Beißen Sie in den Apfel, bevor Sie ins nächste Kaufhaus gehen, um eine Tafel Schokolade zu kaufen.

Zähneputzen nach dem Essen

Putzen Sie nach jedem Essen Ihre Zähne. Mit frischem Atem hält man die Etappe bis zur nächsten Diätmahlzeit besser durch.

Regelmäßig essen

Achten Sie möglichst auf regelmäßige Essenzeiten. Zwischen den beiden Hauptmahlzeiten mittags und abends immer eine Zwischenmahlzeit einschieben. So bleiben die Insulinwerte konstant, und die Fettreserven werden mobilisiert.

Ablenkung

Denken Sie nicht immer an Ihre Diät. Besser: Stellen Sie eine Liste auf, was Sie in dieser Zeit alles machen möchten, zum Beispiel Freunde treffen, ins Kino gehen oder den Garten neu bepflanzen.

Nur weiche Butter aufs Brot

Streichen Sie zum Frühstück nur weiche Butter aufs Brot. Ist die Butter zu hart, streichen Sie automatisch mehr drauf. Das kann bis zu 50 Kalorien mehr ausmachen.

Meditation

Gönnen Sie sich einmal pro Tag eine Meditation von wenigstens zehn Minuten Dauer. Legen Sie dazu schöne, beruhigende Musik auf, schließen Sie die Augen, und atmen Sie mehrere Male tief ein und aus. Auf der dann folgenden Phantasiereise Ihrer Wahl sehen Sie sich an verschiedenen Orten in Ihrer Idealfigur – das wirkt.

Viele Kräuter im Essen

Reichlich Kräuter und Gewürze im Essen erhöhen das Sättigungsgefühl. Scharfe Gewürze wie Chili, schwarzer Pfeffer oder Tabascosauce kurbeln den Stoffwechsel an. Gehen Sie dagegen mit Salz äußerst sparsam um, das fördert die Wassereinlagerung im Gewebe und macht dick.

Chrom kontra Fett

Das Spurenelement Chrom (zum Beispiel in Vollkornprodukten und Bierhefe enthalten) wirkt sich günstig auf die Fettverbrennung aus und hält den Hunger-Sättigungsmechanismus im Lot.

Die Familie muß mitmachen

Kochen Sie keine Extra-Gerichte für die Familie. Servieren Sie Ihren Lieben einfach mehr Beilagen wie Kartoffeln, Reis oder Nudeln.

Kataloge spornen an

Besorgen Sie sich die Kataloge der großen Versandhäuser, und suchen Sie sich Garderobe in Ihrer Traumgröße aus. Wie schön wird es sein, sie bald schon tragen zu können!

Den Hunger wegatmen

Sie haben einen plötzlichen Heißhungeranfall? Setzen Sie sich zwei Minuten in aufrechter Körperhaltung entspannt hin, und schließen Sie die Augen. Atmen Sie zehnmal tief ein und aus. Wiederholen Sie die Übung nach fünf Minuten noch einmal.

Führen Sie sich nicht in Versuchung!

Sie haben abends Freunde eingeladen? Kaufen Sie nur Knabbereien, die Sie garantiert nicht mögen.

Nie Lift fahren!

Treppensteigen ist wesentlich gesünder und verbraucht in der Minute rund acht Kilokalorien.

Rückfall ignorieren

Sie sind schwach geworden und haben »gesündigt«. Das ist menschlich! Machen Sie kein Problem daraus, sondern mit Ihrer Diät einfach weiter, als wenn nichts passiert sei.

Chinesische Heilgymnastik zur Unterstützung der Diät

Ob Tai Chi, Atemübungen, Qi Gong oder Heilmassage – Fitneß im chinesischen Sinne hat nichts mit Kraftanstrengung oder Härte zu tun. Wie die Ernährung, so dient auch die Gymnastik einem übergeordneten Ziel: die Lebensenergie Qi soll möglichst lange aufrechterhalten werden, Energieblockaden in den Meridianen sollen abgebaut und die Kräfte Yin und Yang im Gleichgewicht gehalten werden, um auf diese Weise ein möglichst langes und gesundes Leben zu erleichtern. Die meisten chinesischen Fitneßübungen haben neben einer Kräftigung von Körper und Geist auch eine positive Wirkung auf die Verdauungsorgane, so daß sie sich indirekt gut zur Unterstützung einer Diät eignen.

Tai Chi (Schattenboxen)

Tai Chi ist ein uralter Begriff und bedeutet soviel wie das »Absolute«, das »über allem Stehende«. Der Gründer des Tai Chi soll der Altmeister der chinesischen Gymnastik Chang Sanfeng (10. Jh.n.Chr.) gewesen sein. Ziel von Tai Chi ist der Ausgleich von Yin und Yang und der absolute Gleichgewichtszustand von Körper, Geist und Seele durch langsame, regelmäßige, natürliche und anstrengungsfreie Übungen. Die sanften, fließenden Bewegungen sind daher auch gut für ältere und schwächere Menschen geeignet.

Die Grundsätze dieser chinesischen Heilgymnastik lauten:

- Die Haltung ist ungezwungen, aufrecht und entspannt.
- Die Übungen bedürfen keiner Kraftanstrengung. Die Koordinierung der Gliedmaßen wird allein durch Aufmerksamkeit erreicht. Das bedeutet: Sind die Bewegungen zu eckig, müssen sie abgerundet werden, sind sie zu schnell, müssen sie verlangsamt werden.
- Jede Bewegung geht von der Kreuzbeingegend aus. Das »Kreuz« bleibt dabei »ruhig und fest«. Denn ein altes chinesisches Sprichwort besagt, daß jede Krankheit ihren Ursprung in der Wirbelsäule hat. Deshalb geht es im Tai Chi darum, die Rückenmuskulatur zu kräftigen.
- Der Übende soll mit seinen Füßen fest auf dem Boden stehen, denn in der chinesischen Medizin vergleicht man die Füße eines Menschen mit den Wurzeln eines Baumes. Tai Chi stärkt und pflegt diese Wurzeln.
- Jede Bewegung wird kreisförmig ausgeführt.
- In allen Bewegungsphasen soll stets das Gleichgewicht bewahrt werden, denn jede Bewegung besitzt ihren Gegenpart: Auf ein Heben folgt ein Senken, auf ein Vorwärts ein Rückwärts.
- Das »Obere« und das »Untere« müssen stets aufeinanderfolgen, das heißt: Auf eine Bewegung der Arme folgt immer die Bewegung der Beine und umgekehrt.
- Die Bewegungsabläufe der Heilgymnastik werden ganz langsam, fließend und wie in Zeitlupe ausgeführt.
- Alle Übungen werden von ruhigem und tiefem Atem begleitet, dabei müssen die Schultern ruhig gehalten werden.
- Bei allen Bewegungen muß der Übende tief in den Bauch atmen.
- Tai-Chi-Übungen sollen an windgeschützten Plätzen im Freien durchgeführt werden. Als Zeitpunkt wird eine halbe Stunde nach dem Aufstehen und eine halbe Stunde vor dem

Schlafengehen empfohlen. Dabei soll unmittelbar vor und nach den Übungen weder gegessen, getrunken noch geraucht werden.

Durch diese Technik helfen Tai-Chi-Übungen, zur Ruhe zu kommen und sich tief zu entspannen.

Tai-Chi-Übungen

1. Übung: Stehen
Sie stehen bequem, die Füße befinden sich parallel zu Ihren Schultern. Verlagern Sie jetzt das Körpergewicht auf den vorderen Teil der Füße, und beugen Sie dabei die Knie ganz leicht einwärts. Der Rücken wird dabei gerade gehalten.
Heben Sie nun die Arme etwas an, und bilden Sie unterhalb der Schulterhöhe einen Kreis, dabei zeigen die Fingerspitzen zueinander, der Abstand dazwischen beträgt etwa fünf bis zehn Zentimeter.
Versuchen Sie in dieser Haltung fünf bis zehn Minuten zu verharren. Atmen Sie dabei ruhig tief ein und aus.

Wirkung: In dieser Übung geht es darum, Konzentration und Entspannung zu lernen. Außerdem soll dadurch die Lebensenergie Qi gefördert werden.

2. Übung: Vor- und rückwärts gehen
Die Füße stehen in einem Winkel von etwa 60 Grad zueinander. Die Knie sind leicht nach vorne gebeugt, und der Rücken bleibt gerade. Strecken Sie jetzt die Arme nach vorne, so daß sie sich unterhalb der Schulterhöhe befinden. Verlagern Sie das Körpergewicht auf den rechten Fuß, und setzen Sie den linken Fuß nach vorne. Verlagern Sie jetzt das Körpergewicht auf den linken Fuß. Heben Sie die Arme über den Kopf, und setzen Sie gleichzeitig den rechten Fuß nach vorne, indem Sie ihn einen

Halbkreis beschreiben lassen. Verlagern Sie nun wieder das Körpergewicht auf den rechten Fuß.
Sie können die Übung mehrmals wiederholen.

Wirkung: Durch das Vor- und Rückwärtsgehen wird das Prinzip von Balance und Körperbeherrschung geübt. Darüber hinaus werden Füße und Beine, die Wurzeln des Menschen, gekräftigt.

3. Übung: Energie-Übung
Die Füße stehen parallel in Schulterbreite. Dabei zeigen die Fußspitzen leicht nach innen, die Knie sind leicht gebeugt und zeigen ebenfalls etwas nach innen. Halten Sie dabei den Rükken gerade, und heben Sie Ihre bis jetzt locker herunterhängenden Arme nach vorne, ohne dabei die Ellenbogen durchzustrekken, die Hände weisen locker nach unten. Strecken Sie die Hände erst aus, wenn die Arme auf Schulterhöhe angekommen sind. Senken Sie nun die Ellenbogen, und ziehen Sie dadurch die Handgelenke in Schulterhöhe zum Körper hin. Die Hände bleiben dabei locker abgeknickt. Jetzt können Sie die Arme wieder zurücksinken lassen.

Wirkung: Durch diese Übung soll der Mensch Energie aus der Natur aufnehmen. Dabei entspricht die linke Hand der Yang-, die rechte der Yin-Energie.

Qi Gong

Qi Gong (= die Arbeit an der Lebensenergie) gehört zu den ältesten Schätzen, die die Traditionelle Chinesische Medizin zu bieten hat: Um 722 v.Chr. wird sie zum ersten Mal urkundlich erwähnt und ist damit rund 3000 Jahre alt.

Was ist Qi?
Unter Qi verstehen die Chinesen die alles umfassende Lebensenergie, die unseren Körper durchfließt. Qi sorgt dafür, daß wir gesund und vital bleiben. Umgekehrt kann ein Mangel an Qi oder ein gestörtes Qi zu vielen Krankheiten führen, und im krassesten Fall unser Leben vorzeitig beenden. Dabei gehen die Chinesen davon aus, daß jedem Menschen nur eine ganz bestimmte Menge an Qi zur Verfügung steht: Das ist das sogenannte vorgeburtliche Qi. Es entsteht durch die Vereinigung weiblicher und männlicher Geschlechtszellen und bestimmt den ganz persönlichen Vitalitätsfaktor eines Menschen. Dieses Qi kann nicht ergänzt werden, ist es verbraucht, stirbt der Mensch. Deshalb kommt es im Leben darauf an, mit seinem persönlichen Qi zu haushalten, und es möglichst lange durch das nachgeburtliche Qi zu bewahren. Zu diesem zählen äußere Faktoren wie Luft, Wasser, Ernährung, die Umgebung, in der wir leben. Alle chinesischen Gesundheitsübungen und Bewegungskünste wie Tai Chi und Qi Gong haben nur dieses eine Ziel: das vorgeburtliche Qi zu bewahren, damit der Mensch möglichst lange gesund und vital leben kann.

Verschiedene Formen von Qi Gong

Grundsätzlich unterscheidet man in China drei Arten von Qi Gong:

- Das Qi Gong im Ruhezustand: Mittels einer speziellen Atemtechnik konzentrieren sich die Gedanken nach innen. Der Übende versucht dabei, dem Qi-Fluß nachzuspüren und seine Lebensenergie zu fühlen. Diese Übung kann im Stehen, Sitzen oder Liegen durchgeführt werden.
- Das Qi Gong im Bewegungszustand: Sanfte Bewegungen

und Massagetechniken sollen Körper und Geist in Harmonie bringen.

- Die Mischform: Hierunter versteht man Übungen, die beide Zustände, Ruhe und Bewegung, miteinander verbinden.

Wie wirkt Qi Gong?

Qi Gong fördert die Konzentrationsfähigkeit und hilft uns dabei, unsere eigene Mitte zu finden. Energieblockaden werden dadurch gelöst, und die Lebensenergie Qi kann wieder ungehindert in unsere Zellen fließen. Die Folge: Wir fühlen uns gesund, vital und selbstbewußter.

Auf der körperlichen Ebene stärkt Qi Gong Knochen, Sehnen und Haut. Blutkreislauf und Gehirnfunktionen werden stimuliert. So behandelt die Traditionelle Chinesische Medizin nicht nur chronische Verdauungsstörungen, sondern unter anderem auch Kopfschmerzen, Migräne, Schlaflosigkeit, chronischen Bluthochdruck, Magen- und Zwölffingerdarmgeschwüre mit Qi Gong.

Daneben kann Qi Gong Körpergewicht auf sanfte Art und Weise reduzieren, denn im Unterschied zu Aerobic oder Joggen arbeitet Qi Gong nicht mit anstrengenden Muskelübungen. Probieren Sie es aus!

Qi-Gong-Übungen

Übung 1: Schwankendes Meer

Setzen Sie sich im Schneidersitz hin, und legen Sie Ihre rechte Hand auf Ihr rechtes Knie und Ihre linke Hand auf Ihr linkes Knie.

Jetzt folgen die Drehbewegungen: Drehen Sie zuerst den Kopf, dann den Hals und schließlich auch den Oberkörper zuerst im Uhrzeigersinn und dann gegen den Uhrzeigersinn. Führen Sie mindestens 30 Drehbewegungen in jeder Richtung aus. Im

Laufe der Zeit können Sie dann die Anzahl der Drehbewegungen nach Belieben erhöhen.

Übung 2: Yin-Yang-Balance

Sie sitzen wieder im Schneidersitz, die rechte Hand auf dem rechten Knie und die linke Hand auf dem linken Knie. Lassen Sie jetzt Daumen und Mittelfinger sich sanft berühren. Schließen Sie nun die Augen, und konzentrieren Sie sich auf den Punkt, der etwa drei Zeigefinger breit unter Ihrem Bauchnabel liegt. Atmen Sie dabei tief ein und aus. Jetzt visualisieren Sie diesen Punkt vor Ihrem inneren Auge genauer: Geben Sie die Farbe Gelb auf diesen Punkt, und lassen Sie dieses Gelb sich wie einen Ball weiter ausdehnen. Spüren Sie jetzt die Wärme, die von der Farbe Gelb auf ihren gesamten Bauchraum ausstrahlt und die Beine hinunterwandert bis zu den Füßen und Zehenspitzen.

Atmen Sie dreimal tief ein und aus, und konzentrieren Sie sich jetzt auf Ihren oberen Körperbereich: Öffnen Sie Ihre Hände, so daß Sie auf die Handinnenflächen schauen, die Sie dabei langsam vor Ihr Gesicht heben. Schließen Sie dann wieder die Augen, und denken Sie sich die Farbe Gelb in Ihre Hände, von wo sie sich langsam in Arme, Kopf und Brustbereich ausweitet. Spüren Sie, wie die Wärme Ihren Körper durchflutet, und atmen Sie dreimal tief ein und aus. Öffnen Sie jetzt wieder Ihre Augen, und reiben Sie abschließend die Handinnenflächen aneinander. Die Übung können Sie mehrmals täglich durchführen.

Übung 3: Entspannung

Stellen Sie sich entspannt hin. Heben Sie nun langsam Ihre Arme nach oben, bis sie sich horizontal in Brusthöhe befinden. Die Handflächen zeigen dabei nach unten. Schließen Sie nun Ihre Augen, und konzentrieren Sie sich auf den Punkt, der in der Mitte Ihrer Handinnenflächen liegt. Atmen Sie dabei tief und ruhig ein und aus. Beugen Sie jetzt nach und nach ein we-

nig Ihre Knie, die Knieschieben sollten dabei aber nicht über die Zehenspitzen hinausragen. Atmen Sie wieder tief und langsam ein und aus.
Machen Sie diese Übung, wenn möglich, fünfmal hintereinander.

Übung 4: Gesichtsgymnastik
Mit dieser Übung soll der Qi-Fluß im Gesicht und damit die Blutzirkulation angeregt werden. Kleine Fältchen können so geglättet werden, der Teint wird rosiger, und der Ausdruck verjüngt sich. Diese Übung wird jeden Morgen vor dem Aufstehen durchgeführt. Bleiben Sie noch ein paar Minuten im Bett liegen, und halten Sie die Augen geschlossen. Lassen Sie jetzt Ihre Zunge fünf Minuten auf Ihrem Gaumen ruhen. Dadurch erhöht sich die Speichelproduktion. Bewegen Sie dann die Zunge jeweils dreimal nach oben, nach unten und zur Seite. Atmen Sie tief durch die Nase und leicht durch den Mund ein – so lange, bis Ihre Wangen mit Luft aufgeblasen sind. Halten Sie dann ganz kurz den Atem an, so lange, bis Sie nicht mehr können, und atmen Sie wieder aus. Schlucken Sie nun den sich angesammelten Speichel hinunter.
Jetzt können Sie aufstehen und sich im Schneidersitz hinsetzen. Legen Sie Ihre Hände auf die Brust, die Finger zeigen aufeinander zu. Ziehen Sie abwechselnd die Hände voneinander fort und dann wieder näher zusammen. Dabei dürfen sich aber die Finger der beiden Hände nicht berühren. Wiederholen Sie diese Übung mindestens zehnmal.
Legen Sie nun Ihre Finger an die Schläfen. Kämmen Sie mit Ihren Fingern durch das Haar an den Seiten Ihres Kopfes, wobei Sie die Gesichts- und Kopfhaut nach hinten ziehen. Lenken Sie jetzt Ihren Blick für etwa zwei Minuten auf Ihr Nasenbein, bis Sie das Gefühl haben, die Nase versteift sich oder schwillt an.
Reiben Sie zum Schluß Ihre Hände aneinander, bis sie sich warm anfühlen. Legen Sie nun die rechte Hand auf die linke Wange,

und bewegen Sie sie langsam zum rechten Ohr, wobei Sie mehrmals über den Mund und die rechte Wange streichen. Wechseln Sie anschließend die Seite und wiederholen Sie die Übung.

Qi-Gong-Kugeln

Qi-Gong-Kugeln, das sind die oft kunstvoll verzierten kleinen Bälle aus Stein, Jade, Metall, Marmor oder Holz. Man bewegt sie wie kleine Handschmeichler in den Händen, während die Kugeln so ganz nebenbei wichtige Akupunkturpunkte berühren und dadurch positiven Einfluß auf den Qi-Fluß des Körpers nehmen. Die Chinesen kennen diese Kugeln seit etwa dem zwölften Jh., während sie bei uns erst seit rund 20 Jahren populär sind.
In der chinesischen Medizin werden die Kugeln ganz gezielt bei der Therapie mancher Krankheiten eingesetzt: Bluthochdruck, Schwindel, Kopfschmerzen und Schlafstörungen können damit behandelt werden. Daneben fördern die Kugeln die Konzentrationsfähigkeit und Fingerfertigkeit.
Nach der Traditionellen Chinesischen Medizin wird die Zirkulation von Qi und Blut in den Meridianen angeregt, indem die Kugeln, die sich durch die Reibung aufladen, die Akupunkturpunkte der Handinnenseite und die Reflexzonen der Hand massieren. Da sich hier so wichtige Akupunkturpunkte wie Verdauungstrakt, Dick- und Dünndarm, Milz und Leber befinden, sind die Kugeln in der Lage, Stoffwechsel und Verdauungsaktivität anzuregen und damit auch eine Diät sinnvoll zu unterstützen.

Wie benutzt man die Kugeln?

Hier gibt es eigentlich nicht viel zu können, abgesehen davon, daß man zuerst einmal ein Gefühl für die Kugeln entwickeln muß. Am einfachsten geht das, indem man Finger und Hände vorher durch Aneinanderreiben erwärmt. Dadurch verstärkt sich die Handdruckkraft, und die Kugeln liegen besser in der Hand. Nehmen Sie jetzt beide Kugeln in eine Hand. Versuchen Sie, die Kugeln in der Hand kreisen zu lassen. Dabei kann auch das Tempo beim Drehen der Kugeln verlangsamt oder beschleunigt werden, ganz wie Sie möchten. Auch die Drehrichtung der Kugel (mit und gegen den Uhrzeigersinn) sollte von Zeit zu Zeit gewechselt werden. Rechtshänder sollten versuchen, häufiger mit der linken Hand zu üben, umgekehrt sollten Linkshänder öfter ihre rechte Hand benutzen. Das erhöht nicht nur die Leistungsfähigkeit des Gehirns, sondern auch die der Hände. Nehmen Sie sich jeden Tag 10 bis 15 Minuten Zeit zum Üben. Schon nach kurzer Zeit werden Sie merken, wie leicht Ihnen das Spiel mit den Kugeln von der Hand geht und daß Sie sich körperlich sowie geistig fitter fühlen.

Nachwort

Liebe Leserin, lieber Leser,
es hat mir wirklich Freude gemacht, für Sie ein zweites Buch zum Thema »Pu-Erh-Tee« zu schreiben.
Neben einer vierwöchigen Schlankheitskur mit Pu-Erh-Tee sowie psychologischen Tips zum Abnehmen konnten Sie in diesem Buch einiges über die chinesische Gesundheitslehre und die asiatische Bewegungstherapie erfahren.
Abnehmen müssen Sie allerdings selbst, das heißt, Sie sind es, die Ja zu der »Schlankheitskur mit Pu-Erh-Tee« sagen müssen. Sind Sie soweit? Dann haben Sie bereits den ersten Schritt getan. Wie lange es von jetzt an tatsächlich dauert, bis Ihre Figur und Ihre Gesundheit die gewünschte Form erreicht haben, spielt wirklich keine Rolle. Vielleicht brauchen Sie nur vier Wochen, vielleicht auch zwei Monate oder ein halbes Jahr.
Wichtig ist letztendlich nur, daß Sie durchhalten und sich immer wieder sagen: »Ich bin auf dem Weg, gesund, vital, schön und schlank zu werden. Und ich werde dieses Ziel erreichen!«
Noch ein letzter Tip zum Schluß: Führen Sie ein »Schlankheits-Tagebuch«, in das Sie täglich Ihre Erfahrungen mit der Diät und auch mit sich selbst sowie die Reaktionen Ihrer Umwelt eintragen können. Das kann Sie gerade am Anfang der Kur enorm darin bestärken, auch wirklich durchzuhalten. Durch das Aufschreiben werden oft Dinge klar, die man

sonst übersehen würde, so zum Beispiel auch die im Buch erwähnten »Diätfallen«. Denn nur wer seine Schwächen kennt, kann an ihnen arbeiten und sie in Stärken verwandeln.
So bleibt mir nur, Ihnen die Daumen zu drücken, damit Sie es auch wirklich schaffen. Viel Erfolg!

Danksagung

Ich danke Diplom-Psychologin Gisela Finke aus München für den psychologischen Beitrag in diesem Buch.

Literaturverzeichnis

Cornelia Adam: Wok leicht gemacht. München 1991

Andrea-Anna Cavelius/Alexandra Cavelius/Li Wu: Praxisbuch Chinesische Medizin. München 1998.

Rose Marie Dornhauser: Vegetarische Wok-Küche. München 1996.

Ted J. Kaptschuk: Das große Buch der chinesischen Medizin. Wien 1993.

Helga Köster/Prof. Dr. Volker Pudel: Der Pudel-Plan zum Wunschgewicht. Niederhausen/Ts. 1991.

Kuo Huey Jen: Spezialitäten aus dem Wok. Niederhausen/Ts. 1988/1990.

Marianne Nippe: Die Schlankformel: Weniger Fett - mehr Vitalstoffe. Berlin 1996.

Klaus Oberbeil: Fit durch gesunde Ernährung. München 1994.

Stephan Pálos: Chinesische Heilkunst. Bindlach 1990.

Daniel Reid: Handbuch der chinesischen Heilkräuter. München 1998.

Barbara Temelie: Ernährung nach den fünf Elementen. Sulzberg 1992.

Anne Wilson: Yum Cha: Asiatische Leckerbissen. Köln 1997.

Professor Dr. Li Yongkang: Heilen mit Chinatees. Augsburg 1997.

Master Gao Yun: Qi Gong for Life. Aitrang 1997.

Kim Lan Thai: Chinesisch kochen. München 1994.

Bezugsquellen

Allpharm Vertriebs GmbH
Langgasse 63
64409 Messel
Tel.: 0 61 59/52 17
Fax: 0 61 59/51 95

Roter Tee	100 g	DM 19,85
Roter Tee	200 g	DM 38,00

Aresko Markus Hannes
St.-Veit-Straße 63a
81673 München
Tel.: 0 89/4 49 37-0
Fax: 0 89/6 88 21 85

Kapseln	180 St.	DM 99,80

Aurica
Naturheilmittel und Naturwaren GmbH
Püttlinger Straße 121
66773 Schwalbach-Elm
Tel.: 0 68 34/9 56 50
Fax: 0 68 98/95 65 15

Tee	100 g	DM 9,95
Tabletten	100 St.	DM 27,95

Bergland Pharma
Naturheilmittel Manfred Klein
Alpenstraße 15
87751 Heimertingen
Tel.: 08335/982101
Fax: 08335/982149

Kapseln	60 St.	DM 29,98

Bio-Diät-Berlin
der chem. Fabrik Kühne GmbH
Selerweg 43–45
12169 Berlin
Tel.: 030/79520-11/-12
Fax: 030/7967233 u. 7954625
Internet: http://bio-diaet-berlin.de

Tee	100 g	DM 11,95
Kapseln	50 St.	DM 23,95
Kapseln	100 St.	DM 42,95

Hans Bischoff GmbH
Pharmazeutische Präparate
Friedrich-Ebert-Straße 2
50996 Köln
Tel.: 0221/935545-0
Fax: 0221/935545-21

Kapseln	90 St.	DM 39,95

DM-Vertrieb
Tel.: 0043-664/1707850
Fax.: 0043-3572/869961

Tee	100 g	DM 19,49
Tee	200 g	DM 36,44
Kapseln	80 St.	DM 29,90
Kapseln	160 St.	DM 49,90

Espara Vertriebs GmbH
F.-Sauer-Straße 46–50
A-05020 Salzburg
Tel.: 0043-662/4323620
Fax: 0043-662/432858

Kapseln	30 St.	DM 19,80
Pu-Erh/Apfelessig		
Kapseln	60 St.	DM 29,50

Genus Pharma Vertriebs GmbH
Neumann-Reichardt-Straße 27
22041 Hamburg
Tel.: 040/6572000-2/-3
Fax: 040/6572000-4

Kapseln	60 St.	DM 28,20

G&M Pharma
Bachstraße 16
84359 Simbach
Tel.: 0180/2241931
Fax: 0180/2241931

Tee	100 g	DM 12,90
Tee	250 g	DM 29,90
Kapseln	50 St.	DM 23,90
Kapseln	150 St.	DM 65,00

Hannes Pharma
Hohenbrunner Straße 25
81825 München
Tel.: 089/454937-0
Fax: 089/43622345

Kapseln	60 St.	DM 42,85

Jukunda Naturarzneimittel
Hofmarkstraße 35
82152 Planegg
Tel.: 089/899345-0
Fax: 089/899345-20
Vertrieb:
Panpharma GmbH
Brunnleitenstraße 3
Tel.: 08144/920492
Fax: 08144/920497

Kapseln	80 St.	DM 34,95

Kräuterpfarrer Künzle
Gewürzstraße 1
97355 Abtswind
Tel.: 09383/891
Fax: 09383/2210

Tee	100 g	DM 9,95

Krepha GmbH
Schönauer Straße 32
69239 Neckarsteinach
Tel.: 06229/7875
Fax: 06229/7253

Tee	100 g	DM 19,52
Kapseln	80 St.	DM 29,95
Kapseln	160 St.	DM 49,95
Kapseln	240 St.	DM 69,95
Rot Kapseln	80 St.	DM 36,00

Makolpharm
Hermann-Grothe-Straße 4
47279 Duisburg
Tel.: 02 03/72 10 71

Roter Tee	100 g	DM 19,45
Roter Tee	200 g	DM 36,45
Rot Kapseln	60 St.	DM 49,85

Merosan Diätvertrieb
Darmstädter Straße 59
64407 Fränkisch-Crumbach
Tel.: 0 61 64/20 14
Fax.: 0 61 64/30 78

Kapseln	60 St.	DM 29,90

Mikro Shop Handels GmbH
Carl-Zeiss-Straße 8
25451 Quickborn
Tel.: 0 41 06/77 33 71
Fax: 0 41 06/77 33 73

Tee	200 g	DM 24,95
Tee	500 g	DM 49,95

PP Nature Balance
Stolperstraße 4a
22145 Hamburg
Tel.: 0 40/6 78 77 67
Fax: 0 40/6 79 22 85

Kapseln	60 St.	DM 26,90

Sanitas GmbH
Arminiusstraße 9
32839 Steinheim
Tel.: 05233/956141
Fax: 05233/956144

Tee	100 g	DM 8,40
Tee	250 g	DM 18,90

Werner & Winkler
Reichäcker Straße 7
97877 Wertheim
Tel.: 09342/9611-0
Fax: 09342/9611-96

Tee	200 g	DM 17,95

Winward Pharma
Plankstadt
Tel.: 06202/923748
Fax: 06202/16711

Kapseln	60 St.	DM 29,98

Apotheken preisen Pu-Erh-Tee kaum an, haben auch wenig auf Lager und bestellen meist erst auf Kundenwunsch. Die meisten haben in der Regel nur jeweils eine Sorte Tee und Kapseln vorrätig.
In Reformhäusern werden hauptsächlich hauseigene Marken vertrieben (Vitalia etc.).

Informationen im Internet unter:
http://www.pu-erh.de/ (warnt vor billigem Tee, da Pu-Erh-Tee je älter, desto wertvoller ist)
http://www.tee-net.de./
http://www.marions-teehaus.de/ (Marion's Tee-, Gewürz-, Kräuter-Haus, Inh.: Gerhard Murach, Kippdorf 52, 41023 Wuppertal, Tel.: 0202/445416, Fax: 0202/456329. Lieferung ab DM 30,- gratis)